Economici di Qualità

91

Fabrizia Berera, esperta in medicine naturali, si occupa in modo particolare di Medicina Tradizionale Cinese e di filosofia taoista. Si è formata all'Istituto Ricci di Parigi, con cui collabora sistematicamente, e alla Scuola europea di agopuntura. È docente di Filosofia taoista e di Storia della Medicina Tradizionale Cinese del Corso di perfezionamento in agopuntura presso l'Università degli Studi di Milano.

Videoimpaginazione: Paolo Cassella, Como
Stampa: Legoprint, Lavis (TN)

www.red-edizioni.it

Fabrizia Berera

Gli ideogrammi della salute

edizioni
red!

Un ringraziamento particolare alla professoressa Elisabeth Rochat de la Vallée, studiosa della lingua cinese classica, docente di Filosofia e di Medicina Tradizionale Cinese, che con grande disponibilità ha voluto dissipare alcuni dubbi sull'etimologia di alcuni antichi ideogrammi cinesi.

Grazie anche a Eriko Iso, della Scuola giapponese di Milano, per la realizzazione dei caratteri cinesi.

Prefazione

di Emilio Minelli

Ai giorni nostri è molto più facile sentire parlare di malattia che di salute senza porre l'accento sull'importanza della prevenzione e senza approfondire che cosa si intenda per 'salute'. Vale qui la pena di ricordare come, in realtà, la stessa Organizzazione Mondiale della Sanità definisca la salute non solo come l'assenza di malattia, ma anche come uno stato di completo benessere psicofisico che consenta all'uomo di esprimere appieno tutte le sue potenzialità. Anche l'antica tradizione cinese ha sempre concepito la 'salute' come uno stato che è molto di più dell'assenza di malattia. Essa è un 'saper-vivere a lungo', custodendo il patrimonio energetico che riceviamo alla nascita, che è limitato e la cui responsabilità è di tutti e di ciascuno. I moderni dati epidemiologici sull'importanza degli stili di vita nel determinismo della salute non fanno che confermare questa antica intuizione. Vivere in modo sano non è solo, come insegnava il pensiero confuciano, seguire delle regole di buona salute, evitando gli eccessi e vivendo in modo ordinato. Grazie all'insegnamento taoista l'accento è posto anche sull'interiorità dell'uomo, sulla sua vita emotiva e spirituale. Per vivere sereno e superare le tempeste della vita egli deve trovare una sua stabilità, ritrovare il suo Centro o come dicevano gli antichi il 'possesso di sé' che è la capacità di lasciar fluire la vita, di viverla in pienezza, sereni, perché si è ancorati ad Altro, al Tao. *Per i taoisti l'uomo che si mette in ascolto e si lascia fare dal* Tao, *ritrovato nel profondo del suo cuore, raggiunge la pienezza umana, la Santità, che consiste anche nel portare a termine i giorni che sono stati affidati dal destino. Il Santo, in quanto presenza del* Tao, *è il modello vivente della vita in pienezza. Grazie al suo lavoro ascetico, al suo addestramento quotidiano, fisico e spirituale, sa mantenere l'armonia dei soffi in cui consiste la salute.*

Nel cammino secolare compiuto dalla filosofia cinese per ritrovare

le chiavi della salute e della felicità, un posto particolare occupano le pratiche per la ricerca della 'Lunga vita' chang sheng. *Per l'uomo cinese, che ha una visione unitaria della persona, l'idea di immortalità riguardava non solo lo spirito, ma anche il corpo. «L'immortalità non è lontana da ciascuno, basta cercarla», diceva un vecchio saggio taoista, indicando bene la strada per raggiungerla. Questa parte innanzi tutto da un cambiamento di mentalità in cui l'immortalità, o comunque la Lunga vita, è data come possibile ed è il frutto di una ricerca.*
La filosofia cinese insegna, sul piano spirituale, varie pratiche ascetiche e di meditazione perché l'adepto, partecipando ai ritmi cosmici, rispecchiando l'equilibrio dello yin *e dello* yang *in sé e attorno a sé, possa far ritorno all'Uno grazie al distacco progressivo dalle passioni, alla liberazione dai desideri, all'agire secondo il 'non agire'. Tuttavia, accanto ai procedimenti per 'nutrire lo spirito'* yang sheng, *sono costantemente presenti quelli per 'nutrire il corpo'* yang xing, *che consistono soprattutto in pratiche dietetiche, respiratorie ed in esercizi fisici per equilibrare l'energia vitale, lo* yin *e lo* yang, *nella ricerca di un elisir interiore per l'immortalità. Si pensava che 'nutrendo il corpo' si determinasse dentro di sé la nascita dell'embrione dell'immortalità, capace di trasformare il corpo mortale in corpo etereo ed eterno, per sempre unito all'Origine, al Tao, al Cielo/Terra che sussiste per sempre.*

Nel simbolismo della lingua cinese antica, Gli ideogrammi della salute *offrono una rivelazione sul mistero della vita a coloro che accettano di incontrarli e si lasciano fare e trasformare da ciò che li anima. Nel commento che l'autrice ci propone trapela la sapienza millenaria sulla vita e la morte, sulla felicità e la salute che impregna i caratteri cinesi; esso ci fa, così, nascere il desiderio di ricercare un orizzonte di vita che, forse dimenticato nella mercificazione della vita quotidiana, persiste, non domato, anche nel Cuore dell'uomo moderno.*

Prof. Emilio Minelli
Centro Collaborante OMS per la Medicina Tradizionale
Coordinatore didattico del Corso di Perfezionamento in Agopuntura, Università degli Studi di Milano

Introduzione

Per chi approfondisce il pensiero cinese dei primi secoli a.C., che ha dato vita al corpus *dottrinale della Medicina Tradizionale Cinese, la prima evidenza è che non esiste salute fisica che non sia nello stesso tempo salute spirituale. Il medesimo concetto è racchiuso, come un tesoro forse ormai dimenticato, nel termine latino* salus, *non solo salute fisica e guarigione del corpo, ma anche salvezza spirituale.*

I testi antichi parlano del Tao *principio trascendente, sorgente ineffabile di tutti gli esseri; della vita che fluisce tra il Cielo e la Terra; dell'uomo microcosmo fatto a immagine del macrocosmo, «uno» nel suo essere corpo-anima-mente. Questi testi trasmettono un atteggiamento di fronte alla vita: rinviano il lettore a se stesso; lo fanno scendere nel profondo della sua anima; lo scuotono dall'indifferenza, dimentica dei valori fondamentali e dei suoi stessi interessi spirituali. Sono un richiamo a suscitare il 'voler vivere', quel desiderio di vivere la vita come ricerca di una pienezza personale, che è realizzazione delle proprie doti, della propria natura e del proprio destino. Così aiutano a ritrovare un'autenticità, frutto della conoscenza di sé, che porta a spalancarsi sull'universo, sulla vita stessa e a ricercare la salute: essa consiste nel mantenere l'armonia all'interno di sé, con il* Tao, *con la natura e con tutto ciò che ci circonda.*
I testi antichi confuciani e taoisti, con sfumature diverse, a proposito della ricerca del bene dell'uomo, invitano a un'ascesi che è un combattimento spirituale di grande sottigliezza, proponendo come esempio la figura del Santo. Il vero Santo della cultura antica è l'uomo che ha saputo ritrovare il Tao *e che, grazie a questo, si percepisce 'uno' con tutti gli esseri viventi. Grazie al suo cammino spirituale sa che non vi è alcuna separazione tra la ricerca dell'Illuminazione e la ricerca della longevità; la serenità, la pace,*

il benessere spirituale sono premessa e fine del benessere fisico. Vivendo la verità di sé, sa disporre dei soffi di cui la vita è costituita, sa tesaurizzare l'energia vitale e in questo modo raggiunge la longevità. Il cammino spirituale che ha compiuto lo trasfigura nel suo stesso corpo e gli dà potere sulle forze cosmiche. L'uomo che si spiritualizza realizza pienamente la sua umanità e acquisisce doti particolari: può dominare i demoni, fare viaggi astrali, comandare agli animali selvatici, guarire i malati. Ma i Santi, in quanto risonanza vivente del Tao, *sono capaci di vera saggezza, di una comprensione lucida della realtà, delle situazioni umane e sociali. Come i Santi re dell'antichità cinese, essi sono capaci di penetrare la natura delle cose e di un agire efficace per tutto il popolo secondo il metodo affascinante del 'non-agire'.*

Seguire il filo conduttore dei millenari principi di salute dell'Impero del Centro è di grande fascino; scopriamo in essi un sapere vivo e attuale, un insegnamento sulle corrispondenze tra uomo e universo, tra psiche e soma, che ci ricordano che la salute si ottiene con la pratica di un'arte di vivere che ha valore di prevenzione.

Gli ideogrammi della salute *sono quei caratteri cinesi che, come pietre miliari, indicano il percorso all'uomo che cerchi di vivere in pienezza e in salute la sua vita. Essi ricorrono costantemente nei libri dei pensatori cinesi dei primi secoli a.C. quando si è sviluppato il* corpus *dottrinale della medicina. In questo testo sono identificati dal numero con cui compaiono nel* Grand dictionnaire Ricci de la langue chinoise[1]. *L'etimologia di ogni carattere è invece spiegata a partire dalle* Lezioni etimologiche *di Léon Wieger che ripropone l'interpretazione del* Shuo Wen Jie Zi, *antico dizionario etimologico, redatto verosimilmente verso la fine del* II *secolo a.C.*[2].
Questo libro, cercando di illustrare alcuni principi della Medicina Tradizionale Cinese, raccoglie una serie di riflessioni nate non solo da studi, ma anche dall'osservazione attenta e rispettosa di questi caratteri. Ogni passo del libro è segnato dalla presentazione di un ideogramma, secondo il metodo dell'Istituto Ricci di Parigi e l'insegnamento di padre Claude Larre, gesuita, che è stato uno dei più grandi sinologi della nostra epoca e che mi ha fatto conoscere e amare questa cultura.

I caratteri cinesi: simboli sempre vivi

La lingua cinese racchiude una forza espressiva che nei caratteri si veste di bellezza ed esprime l'acutezza di ingegno di questo popolo, della sua attitudine all'osservazione fenomenologica dei fatti della vita: ogni ideogramma rende con una precisione concreta gli aspetti della realtà e nello stesso tempo suggerisce immagini che vanno in risonanza con alcune verità arcaiche che risiedono nel cuore di ogni uomo. Un carattere cinese è ben altro di un segno che indica un concetto. Come dice Marcel Granet, uno dei più grandi studiosi del pensiero cinese, «un ideogramma non corrisponde a una nozione della quale si tenga a fissare, in maniera per quanto possibile definitiva, il grado di astrazione e di generalizzazione. Esso evoca un complesso indefinito di immagini; è un emblema che conserva un'energia del tutto particolare»[3].

La forza intrinseca di alcuni caratteri cinesi dipende dal fatto di essere simboli e veicoli di una realtà che è viva e capace di trasformare[4]. *«Un'iscrizione in* kaishu *(stile regolare) appesa al muro della propria camera sarebbe al risveglio un'eccellente disposizione, un richiamo imperioso alla serietà dell'esistenza, l'assunzione per gli occhi di un ricostituente che agisce per tutta la giornata»*[5].
I simboli hanno, infatti, la funzione di far comprendere la verità che racchiudono, manifestandola agli occhi di chi sa vedere. Spesso, nelle culture tradizionali, le verità più alte, che erano poco comunicabili, sono state trasmesse grazie ai simboli. In virtù del ragionamento analogico delle culture antiche che stabiliva infinite corrispondenze, i simboli erano e sono dei veri e propri portatori di significato, non tanto per delle convenzioni umane, ma proprio in virtù di quello che rappresentano. E questo soprattutto nei caratteri di alcune lingue che sono veramente mediatrici della verità, forse perché furono usate ai primordi come lingue sacre. Il sanscrito, l'ebraico e certamente il cinese nacquero e furono consacrati alla vita religiosa. La scrittura in Cina nasce, infatti, come scrittura oracolare[6].

Recuperare i simboli può essere una grande ricchezza per l'uomo di oggi. Infatti la psicanalisi ha mostrato che nella psiche umana vivono miti e immagini archetipe che sono presenti in tutti gli

uomini di qualsiasi razza e religione. L'uomo moderno che ritrova questa saggezza ne diviene consapevole, vivendo gli archetipi comuni a tutte le culture può realizzarsi come essere universale.
La dissacrazione della società moderna ha alterato il contenuto della vita spirituale dell'uomo, ma non ha infranto le matrici della sua immaginazione che sopravvivono nella sua psiche e riemergono nei sogni, nelle fantasticherie, nelle immagini che accendono il suo desiderio. I simboli sono delle forze «che proiettano l'essere umano, storicamente condizionato, in un mondo spirituale infinitamente più ricco rispetto al mondo chiuso del suo momento storico»[7]*. Quando l'uomo si lascia invadere dalla parte 'non storica' di sé, accede a una spiritualità in senso lato che l'aiuta a liberarsi e a completare la ricerca della verità di se stesso.*
Le immagini degli antichi pittogrammi, in quanto simboli vivi, comunicano molto più con il nostro animo che con la nostra intelligenza. In tutti i secoli, nella sala principale della casa vicino all'altare degli Antenati, i Cinesi appendevano dei rotoli con dei caratteri incisi. Essi venivano conservati più per elevare e nutrire lo spirito, per pacificarlo e invitarlo alla meditazione, che non per esigenze estetiche o decorative[8]*. Nel presentarli, ho cercato non solo il loro significato etimologico, ma anche, dove è stato possibile, di collegarli al valore simbolico universale che vive in altre culture. Speriamo che il recupero del loro significato possa donarci la pienezza della loro 'virtù' originaria.*

F.B.

L'originalità del pensiero cinese

L'uomo cosmico della filosofia cinese

Questo primo capitolo presenta in modo sintetico alcuni concetti fondamentali dell'antropologia cinese antica che sono indispensabili per la lettura dei capitoli successivi. Queste nozioni possono essere, inoltre, dei richiami forti per l'uomo occidentale di oggi che voglia accedere a un significato di salute più ampio, che comprenda il concetto di ben-essere, cioè il sentirsi bene nella propria pelle, realizzando al massimo le potenzialità della propria persona.

Per la cultura cinese, il restare sani è una responsabilità primaria dell'individuo. Si ritiene, infatti, che la forza di virus, batteri e parassiti nulla possa contro chi, grazie a uno stile di vita sano, sappia mantenere in equilibrio le componenti del suo essere e forte la sua energia difensiva. Peraltro, i testi antichi di medicina affermano anche che nulla può il medico per guarire un paziente che abbia perso il desiderio di vivere e abbia rinunciato alla ricerca dell'equilibrio del proprio Sé, mentale, fisico e spirituale. Così la ricerca della salute non può essere scissa dalla ricerca della felicità e dell'armonia interiore.

Le differenze tra la medicina cinese e la medicina occidentale nascono dalle diversità della concezione dell'uomo delle culture che le hanno generate. Grazie alla visione globale dell'universo, dell'uomo e della relazione che li collega, la Medicina Tradizionale Cinese, nata nei primi secoli a.C., è riuscita, nel tempo, a conservare una visione unitaria, prima di tutto perché considera l'uomo come un sistema aperto che vive e riceve influssi dall'universo e, in secondo luogo, perché non conosce la distinzione psiche-soma che ha tanto segnato, spesso in modo negativo, la cultura occidentale.

Per conoscere i suoi postulati, che possono aiutare molto l'uomo di oggi, è indispensabile accennare da una parte alla cosmologia, fondamento di tutta la filosofia antica, per capire i rapporti macrocosmo/microcosmo, universo/uomo, e dall'altra alla teoria degli *Shen* che caratterizza la visione dell'uomo all'interno di tutta la cultura cinese dai primordi sino al XX secolo.

I pensatori cinesi, soprattutto taoisti, hanno presentato, a partire dalla nozione di 'soffio' (*qi*)[9], una concezione unitaria e organicista dell'universo, in cui tutto si rapporta e si sorregge, essendo il soffio l'unità energetica che anima e costituisce tutti gli esseri viventi. Da millenni la cosmologia cinese presenta l'universo come costituito da soffi in perpetuo movimento e trasformazione, superando così la dicotomia materia/energia. Questa verità intuita a livello filosofico nei primi secoli a.C. è stata recentemente riconosciuta dalla fisica moderna. Dopo l'enunciazione della Teoria della Relatività di Einstein, che stabilisce l'equivalenza tra materia ed energia, anche noi ci siamo familiarizzati con l'idea che per i Cinesi antichi era una verità intuitiva: tutto è energia e tutto ciò che avviene nell'universo come nell'uomo dipende dalle sue modificazioni[10].
Secondo la cosmologia antica, il soffio (logicamente l'Uno), sotto l'azione del *Tao*, si differenzia e si esprime come Due: lo *yin* e lo *yang*[11].
I soffi *yang*, leggeri, eterei, si elevano e formano il Cielo; i soffi *yin*, pesanti, grossolani, si ammassano e danno vita alla Terra. L'unità suprema, Soffio primordiale, passa dal non-manifesto al manifesto tramite il dinamismo *yin/yang*. Tra Cielo e Terra si apre uno spazio mediano dove vive l'uomo, frutto dell'unità dei loro soffi: è il Tre. Si ha la triade Cielo/Terra/Uomo oppure *yang/yin/*vuoto mediano che è lo spazio in cui lo *yin* e lo *yang* sono presenti e si incrociano, permettendo la vita e le continue trasformazioni.
L'uomo, procedendo dall'unione delle energie del Cielo e della Terra, si definisce in quanto una delle manifestazioni del soffio dell'universo. Microcosmo a immagine del macrocosmo, partecipa, in quanto terzo elemento, all'opera del Cielo e della Terra ed è in ogni momento costituito e ricostituito dai loro influssi. Il Tre vive ed esiste in quanto procede e dipende dal Due. La visione antropologica del pensiero cinese è non solo coerente, ma affascinante, perché afferma la fiducia nell'ordine universale della Vita, fondato sulle costanti interrelazioni e trasformazioni delle parti che lo costituiscono: l'uomo non è separabile dall'universo in cui vive, dal Cielo/Terra che lo

costituisce.

La cultura occidentale è invece la cultura del Due. Sulla base di una logica dualistica (separazione di soggetto e oggetto) il pensatore occidentale, a partire dalla filosofia greca, ha svincolato l'essere umano dal resto del mondo vivente, permettendogli di fare delle analisi e delle osservazioni sistematiche. Avendo separato il soggetto dall'oggetto, ha messo l'uomo di fronte all'universo. Questa separazione, nonostante alcuni aspetti negativi, è stata comunque molto fruttuosa per la cultura di tutto il mondo, perché da essa è nato il pensiero scientifico: l'oggetto, separato dal tutto, è stato studiato in modo oggettivo. Il soggetto pensante è diventato una realtà indipendente[12].

Queste diverse concezioni della cultura cinese e occidentale hanno informato le rispettive medicine e i diversi concetti di salute e di malattia. Così la medicina cinese è definita olistica, perché concepisce tutta la realtà come «unica», e considera le varie parti che la compongono sulla base di interrelazioni e di interdipendenze funzionali. L'uomo è veramente il frutto di tutte le influenze ambientali e cosmiche, quelle presenti al momento del concepimento e quelle del cielo che oggi è sopra di lui; la sua vita dipende da tutte le energie, da quelle ereditarie trasmesse dai genitori, a quelle che acquisisce dall'aria che respira e dagli alimenti di cui si ciba. La sua 'unità' è posta, come vedremo, al momento stesso del concepimento: il suo organismo, la sua materialità, vive del dinamismo spirituale di cui è costituito. Così, per curare le malattie, la medicina cinese non studia solo la costituzione di una persona, la sua storia clinica, ma pone grande attenzione al suo stato psicologico, al suo stile di vita, alle condizioni geografiche e climatiche del luogo in cui vive. L'intervento di fattori psichici nella genesi delle malattie è sembrato un fatto quasi ovvio per l'attento osservatore cinese, che leggeva il corpo come parte dell'anima e l'anima come espressione del corpo. In maniera affatto diversa, l'interconnessione tra due elementi differenti, il *soma* e la *psiche*, è stata più difficile da accettare per il pensiero scientifico occidentale[13]. La medicina occidentale, soffrendo del vizio della nostra cultura che ha staccato il soggetto dal tutto, è andata incontro ad una serie di divisioni che, iniziate con la filosofia greca e proseguite con Cartesio, sono giunte ai nostri giorni a produrre una medicina iperspecialistica, ove lo studio della parte, scollegata dal tutto, finisce per non considerare la persona nella sua globalità.

Da qui la grande differenza tra le concezioni delle due medicine, quella occidentale e quella cinese. Ai giorni nostri si può comunque parlare di un incontro tra Oriente e Occidente grazie anche al concetto di medicina psicosomatica, che studia i rapporti esistenti tra funzioni psichiche e funzioni somatiche con particolare riferimento alla diagnosi, alla terapia e alla prevenzione delle malattie[14].
Certamente l'incontro e l'interscambio tra queste due culture non possono che essere un bene per tutta l'umanità. La visione cinese antica può, per esempio, essere utile per riprendere consapevolezza di alcuni temi che possono aiutare nella ricerca del significato della vita, della salute e della malattia. Pervenendo a un individualismo esasperato, l'uomo occidentale ha perso alcune coordinate che ci costituiscono, ben presenti nel pensiero cinese, come per esempio le correlazioni con l'universo e la natura: siamo uno con tutto ciò che esiste e non possiamo manipolare la natura a nostro piacimento. L'uomo occidentale, per lo più, ha anche perso le radici della sua cultura, che erano portatrici di un significato del vivere; certamente non ha più la consapevolezza, molto radicata nel pensiero cinese antico, che non è dato di essere felici se non si capisce che la salute è contemporaneamente salute fisica e salute spirituale.
Speriamo che l'incontro con una cultura così differente dalla nostra, ma così ricca di valori, faccia nascere il desiderio di recuperare la nostra autenticità e ci faccia ritrovare, nel possibile dialogo e confronto, una nuova ricchezza.

La cosmologia antica

Il *Dao*

道

DAO - Ricci 10535: Via, strada, cammino. Via da seguire, regola, principio, essere adepto di. In filosofia: Via, verità ultima, realtà suprema trascendente e immanente.

Il termine *Dao*, che si trova scritto in italiano *Tao*, è uno dei caratteri più antichi della lingua cinese. Compare infatti nelle iscrizioni su bronzo, che sono state fatte risalire al VII secolo a.C., e sulle ossa piatte dei buoi che venivano usate per la divinazione in un tempo ancora più remoto.

Nel carattere *Tao*  che compare nella scrittura oracolare dei primordi, l'elemento di sinistra , abbreviazione del carattere  che rappresenta un incrocio, sembrerebbe designare il viale centrale che porta al tempio[15]. L'elemento di destra indica un'impronta di piedi, per denotare la presenza di un antenato che accoglie il sacrificio[16]. Interessante a questo proposito notare come lo stesso simbolo era presente anche in altre culture, a conferma di quanto affermano molti storici delle religioni a proposito dell'unità spirituale dell'umanità[17].

Il carattere *Tao* è sacro e designa una comunicazione tra il Cielo e la Terra. Il primo significato era, quindi, 'offrire un sacrificio a qualcuno'[18]. L'elemento di sinistra  in realtà è un simbolo presente in molte culture tradizionali, chiamato tardivamente *gammadion* in quanto formato da quattro squadre che ricordano la lettera greca gamma. La squadra è il simbolo della Terra, ma i quattro angoli hanno pure un significato simbolico importante[19]: sono il simbolo delle pietre fondamentali su cui è costruito l'edificio terrestre. Girando gli angoli si ottiene, infatti, la delineazione di un quadrato . Le quattro pietre di base erano fondamentali in quanto riflesso del culmine, cioè della 'pietra angolare' o 'pietra del vertice'. Questa pietra, tanto per la sua forma (doveva infatti chiudere perfettamente la cupola), quanto per la sua posizione alta, era 'unica', posta come ultima pietra a compimento di una costruzione. Essa, rappresentando per la sua unicità e per la sua posizione il principio da cui tutto dipende, era considerata portatrice di tutti gli influssi benefici[20].

La pietra che chiudeva un edificio era la pietra angolare, la chiave di volta. Quindi l'antichissimo carattere *Tao* potrebbe essere interpretato come la 'chiave di volta' che permette di interpretare il reale, come l'elemento essenziale di qualsiasi costruzione o come il principio da cui tutto dipende, che è proprio il significato che il termine *Tao* aveva per i taoisti.

Nel tempo, la parola *Tao* è andata a ricoprire significati diversi a seconda delle differenti correnti di pensiero. Il pittogramma antico, da cui deriva la forma moderna, mostra a destra una testa con i capelli scompigliati, come quella di uno sciamano in stato di trance; a sinistra tre impronte di passi.

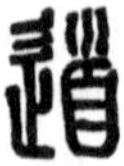

Il carattere potrebbe indicare la danza di uno sciamano che compie un gesto rituale potente, capace di cambiare la realtà: allontanare le calamità, richiamare la pioggia o ciò di cui l'uomo ha bisogno, curare le malattie, allontanare gli spiriti negativi. Tradizionalmente, nelle danze rituali, il piede sinistro si leva per primo, poi il piede destro si unisce al sinistro e poi il passo ricomincia. La sinistra, per chi è rivolto al Sud e occupa la posizione rituale del sovrano, rappresenta l'Est, il levante: è l'oriente dell'inizio. È a partire dall'Est e dalla sinistra che l'universo inizia il ciclo giornaliero, è il proprio Oriente che l'uomo deve ricercare, per ritrovare il significato della sua vita.

La parola *Tao*, tradotto con Via, è la nozione centrale comune a tutte le correnti di pensiero. Dal travaglio delle cosiddette 'Cento scuole', che si disputarono in Cina nel V secolo a.C., due rimasero grandi e vissero nei secoli: il confucianesimo che si sviluppò a nord, nel bacino del Fiume Giallo, e il taoismo al centro-sud, nel bacino dello Yang-zi. Il primo, fautore dell'impegno dell'uomo nella società, portatore di grandi principi etici, fu adottato come dottrina di Stato; il secondo, opponendosi ad esso, esaltò la libertà dello spirito umano e della comunione totale con l'universo. Entrambi parlarono di *Tao*, della Via autentica, capace di riposizionare l'uomo e di riorientarlo all'Infinito.

Nei testi classici della cultura cinese, nei *jing*, il termine ha diversi significati[21]. Nel *Shi Jing, Il Libro delle Odi, Tao* significa 'cammino' o 'mostrare il cammino'. Ma chi mostra il cammino lo fa 'comunicando'. Ciò che è comunicato è anche una 'dottrina', un 'metodo', che è appunto il cammino che uno segue per agire. Nel *Shu Jing, Il Libro della Storia*, il termine *Tao* ha un'implicazione morale profonda. Significa infatti condotta dell'uomo, modalità con cui l'uomo agisce. È la condotta perfetta del sovrano (*wang dao*) che è tale quando si conforma alla norma universale, cioè alla Via del Cielo (*tian dao*). *Tao* designa quindi la 'Via' giusta, in accordo completo con la volontà del Cielo.

Come sappiamo, i testi classici sono di impronta confuciana, per cui il termine *Tao* è per lo più la Norma morale a cui conformarsi. Non così per i taoisti, per i quali il *Tao* è una realtà che esiste in se stessa, trascendente, origine dell'universo e, nello stesso tempo, il divenire naturale del cosmo e dell'uomo, la legge immanente dell'universo.
Lo *Hanshu, Storia degli Han,* dice che «i membri della Scuola taoista furono attenti a se stessi e coltivarono la purezza e il vuoto del cuore. Si affermarono per essere umili e sottomessi all'ordine naturale: questo era il punto di forza della loro Scuola»[22]. La scuola taoista, *Dao Jia,* era la scuola di Laozi, autore del *Tao Te King*, personaggio la cui storicità è incerta, che si dice contemporaneo di Confucio, vissuto, quindi, nel VI-V secolo a.C.
La scuola taoista cercava di accedere ai fenomeni invisibili, partendo dallo studio dei fenomeni cosmici e naturali. Si dice che i primi taoisti fossero dei matematici; il più influente, Yang Zhu, detto anche Yang Sheng, vissuto nel IV secolo a.C., sosteneva che la comprensione dei misteri della natura aiutasse a scoprire i valori intrinseci dell'uomo.
Laozi diede al concetto di *Tao* un significato metafisico che non si trova presso i confuciani: il *Tao* è l'assoluto indifferenziato da cui origina ogni cosa. Non ha nomi e non può averne. Conoscere il suo nome sarebbe conoscere la sua infinita realtà, perché il 'nome' per i Cinesi si riferisce alla natura intima. Il *Tao*, la Via, è solo la sua denominazione. Pur essendo indefinibile, è efficacemente operante:

> Via che uno enuncia
> Non è la Via.
> Nome che uno pronuncia
> Non è il Nome.
> Senza nome
> Fece apparire il Cielo Terra[23].

Se occorre un nome la si denominerà[24] 'Grande', la Grande Unità, l'incommensurabile.

> Una cosa fatta di un amalgama
> Esisteva prima del Cielo Terra
> Silenziosa, ah, sì illimitata certamente
> Riposava su di sé inalterabile
> Girava senza errore e senza usura
> Si può vedervi la Madre di ciò che è sotto il Cielo
> Il suo nome non ci è conosciuto
> La sua denominazione è la Via
> Se manca il suo vero nome
> La si denominerà Grande[25].

Il *Tao* si coglie tramite il suo agire efficace, la sua Virtù *De* (Ricci 10574), operante in tutti i processi dell'universo, della natura e nel cuore stesso dell'uomo.
Il *Tao* è definibile solo con termini negativi:

> Si guarda non lo si vede lo si chiama Invisibile
> Si ascolta non lo si sente lo si chiama Inaudibile
> Si palpa non lo si tocca lo si chiama Impercettibile
> Lo si qualifica
> Forma di ciò che non ha forma
> Andando a incontrarlo non si vede il suo volto
> Camminando al suo seguito non gli si vede il dorso
> E nonostante questo
> Chi avrà tra le mani la Via antica
> Potrà condurre il presente.

I taoisti hanno spinto l'uomo a ricercare la verità di sé come riflesso della realtà assoluta, del *Tao*. È così che bisogna interpretare ciò che nel *Shi ji, Memorie storiche*, lo storico Sima Qian (145-86 a.C.) dice di loro: «La scuola taoista spinge gli uomini verso l'unità di spirito, insegnando loro che tutte le attività devono essere in armonia con l'invisibile». Gli adepti di questa scuola ricercano il *Tao* in se stesso e nella profondità della natura umana. Il taoismo chiede, infatti, all'uomo di guardare alla sua interiorità per scoprire il valore della sua vita personale (*sheng*) e per portare a compimento la propria individualità e il proprio destino (*ming*). Questo è l'elemento fondamentale della spiritualità taoista. Il *Tao* diventa la Via intima dell'essere e dell'agire. Seguire il *Tao* non è conformarsi a una norma estrinseca, ma agire secondo la propria natura (*xing*). Ogni uomo ha una propria via che è in conformità alla propria natura, manifestazione intima della Via del Cielo. Ogni uomo cerca di raggiungerla: con il pensiero, con il ricordo, con la concentrazione, con la preghiera, con l'estasi, con pratiche liturgiche, con pratiche naturalistiche. Tutti, seguendo differenti cammini, il cammino interiore della scoperta di sé o il cammino esteriore della devozione, tendono allo stesso *Tao*, al di là e al cuore di tutte le cose[26].

Il Cielo - *Tian*

天

Tian - Ricci 10917: Cielo, firmamento. In filosofia: potenza atmosferica che regola le stagioni e che invia i soffi sulla Terra; potenza che governa e regolarizza la natura; presenza nel cuore dell'uomo di una legge morale che è espressione della sua natura.

Il Cielo è designato nelle culture antiche come colui che copre, protegge, nasconde, in sanscrito *Varuna*[27], in greco *Ouranós*, perché di fatto copre la Terra, nascondendo i mondi superiori agli uomini. Nelle culture tradizionali gli influssi spirituali celesti sono ritenuti venire all'uomo dal Cielo e proteggere il mondo.
Anche per i Cinesi il Cielo, *Tian* 天, è il firmamento 一, che copre gli uomini 大.

Negli antichissimi caratteri oracolari il Cielo era rappresentato come un uomo con la testa grande, quindi un sovrano, a simboleggiare il potere del Cielo che si estende in tutte le direzioni; sopra un tratto orizzontale che indica il numero 1, per sottolineare il carattere di unicità di tale potere.

Il suono *tian*, pronunciato in tono uniforme e alto, dà la sensazione di una potenza alta, grande, estesa, attiva[28].
Per il pensiero cinese antico, «l'uomo è formato dalla virtù combinata del Cielo e della Terra, dall'incontro dello *yin* e dello *yang*»[29]. Dal Cielo riceve non solo le energie cosmiche (*qi*), ma soprattutto gli *Shen*, gli Spiriti (nozione importantissima del pensiero e della medicina cinese che analizzeremo più avanti), che costituiscono il suo aspetto mentale, psichico e spirituale. Dalla Terra l'uomo riceve le energie nutritive, le essenze (*jing*) che costituiscono la materialità del suo corpo.
Non si può parlare di salute e di malattia, di prevenzione, senza avere chiare queste nozioni. Infatti l'uomo risponde al Cielo e alla Terra, nel senso che vi sono delle leggi che definiscono le modalità di esistenza e di funzionamento dell'universo, che determinano anche la funzionalità dell'organismo, perché l'uomo è parte integrante dell'universo ed è partecipe dei suoi movimenti e dei suoi cambiamenti energetici.
Secondo la filosofia cinese il Cielo non solo regola le leggi dell'universo, stabilendo i cicli stagionali e del nictemerio, ma è ciò che conferisce a ciascuno la natura propria. Come dice il dizionario Ricci, il Cielo è anche ciò che conferisce a ciascun essere il suo destino. Il Cielo nelle culture antiche è, infatti, ambivalente: ha un aspetto fisico e un aspetto morale.

> Ogni uomo, con l'esistenza, riceve dal Cielo le parti costitutive del suo essere e la legge che deve reggere le sue azioni. Porta nel suo cuore la legge naturale e, di conseguenza, ama la virtù di cui conosce la bellezza[30].

Per i Cinesi dell'alta antichità l''In Alto di Luce' è l'espressione fisica dell'irraggiamento morale, della virtù e della realtà inaccessibile che infaticabilmente dà la vita ai 'Diecimila Esseri'. Tutto proviene dal Cielo: tutto ciò che vive 'sotto il Cielo', da esso dipende.
C'è un mandato del Cielo per ogni uomo. Questo mandato dà fondamento a tutte le autorità, anche a quella del suo rappresentante in terra, l'Imperatore, denominato appunto Figlio del Cielo.

> Quando una virtù straordinaria brilla sulla Terra, l'augusto mandato è

conferito dal Cielo[31].

Il Cielo stabilisce e regola tutto. La sua volontà sovrasta tutte le altre volontà, si impone a tutti i suoi inviati. Il Cielo è il modello verso cui il sovrano illuminato rivolge il suo sguardo e il suo cuore; con sollecitudine e zelo si conforma alle indicazioni da Lui ricevute e nulla teme se non di arrecare dispiacere a Colui che lo ha scelto.
I testi classici cinesi sono la testimonianza della fede umana di generazioni verso la meravigliosa presenza del Cielo[32].
Il simbolo del Cielo è il cerchio, uno dei simboli più antichi e più forti: il mondo, il Sole, la Luna sono delle evidenze. Ma anche il tempo nello scandire i giorni e i mesi ha una natura circolare. Il potere attribuito al cerchio deriva dal fatto che non si rivela mai allo sguardo, non riduce lo spazio a una sola direzione. Nelle culture tradizionali, segreto e sacro erano in stretta relazione.
Nella numerologia cinese il Cielo ha come emblema il 3, a cui corrisponde il maschile, lo *yang,* che graficamente è rappresentato con una linea unita —.
Il Cielo può essere designato anche con il numero 1 quando si vuole mettere in evidenza la sua caratteristica di artefice della vita. L'1 è sempre e in ogni caso richiamo all'unità, all'indistinto, al mistero che può manifestarsi.

La Terra - *Di*

地

Di - Ricci 10624: Terra. Terreno, terra coltivabile. In filosofia: potenza stabilizzatrice degli spazi che riceve i soffi dal Cielo e che, sotto il suo impulso, dà forma alla vita in ogni essere.

Il carattere *di,* Terra, è composto a sinistra, dal radicale *tu* e a destra dal carattere fonetico che designa un utensile per scavare la terra[33]. *Tu* è la terra che costituisce il terreno, l'*humus* – le due linee oriz-

zontali rappresentano uno strato di terra – da cui spunta il germoglio della pianta nato dal seme nascosto nella terra.
Il carattere *di*, pronunciato con tono ascendente (quarto tono), suggerisce l'idea di una potenza bassa, estesa. Inizia, come *tian*, con una dentale dolce, qui non aspirata, ma ha una finale breve, *i*, che ben si addice a tale nozione. In effetti, la Terra, a differenza del Cielo che è sempre in espansione, è come raccolta su se stessa[34].
Di e *Tian* formano una coppia di nozioni, nello stesso tempo opposte e correlate, da cui la nozione fondamentale di Cielo/Terra. Infatti, mentre il Cielo rappresenta i soffi *yang*, la Terra rappresenta i soffi *yin*. La sua caratteristica è la capacità di accogliere, la dedizione. La Terra, fecondata dal Cielo, genera e porta la vita, nutre come una nutrice. «La sua ricchezza consiste nel fatto che nutre tutti gli esseri e la sua grandezza nel fatto che tutto abbellisce e magnifica. Così essa crea prosperità per tutto ciò che vive.»[35]
Per il pensiero cinese la Terra è dispensatrice di forme, per l'uomo della forma del suo corpo. Infatti la parte terrestre dell'uomo è costituita dal *jing*, il cui significato è 'essenza', l'aspetto più materiale dell'organismo umano. Il *jing* ereditario, dato al nuovo essere dai genitori al momento del concepimento, è la materia primaria a partire dalla quale si forma il feto e dopo la nascita, immagazzinato nei reni, determina la crescita e lo sviluppo dell'individuo. Il *jing* è limitato e lo si può parzialmente reintegrare con l'alimentazione. Dalla sua qualità dipendono la salute, la vitalità e la durata della vita di una persona. Le fasi biologiche della vita umana che seguono le leggi naturali sono strettamente correlate allo stato del *jing*, alla sua floridezza o al suo deperimento. Problemi della crescita, quali anomalie o ritardi così come fenomeni di invecchiamento precoce, sono tutti legati a disturbi del *jing*.

Il *jing* è anche il supporto fisico della manifestazione degli *Shen*, degli Spiriti, che, secondo la medicina cinese, si incarnano nell'uomo nel momento in cui il *jing* del padre e della madre si uniscono.
Gli *Shen* che derivano dal Cielo e il *jing* che deriva dalla Terra, unendosi, costituiscono lo Spirito vitale (*jingshen*), principio di individualità che rende l'uomo unico e irrepetibile, mistero della vita che lo anima.
La Terra nell'uomo è anche il suo terreno «che è non solo simboli-

camente la modalità biologica specifica di un soggetto, ma è anche quella struttura linfatico-mesenchimale da cui origina la vita stessa. Nel mesenchima, infatti, avvengono gli scambi anabolici/catabolici tra parenchimi e sangue. Questi scambi sono facilitati o ostacolati dalla struttura del mesenchima, dal suo tenore in sali, dal suo pH, che diviene quindi responsabile della maggiore o minore vitalità dell'individuo»[36].

Tutto quanto è inerente alla nutrizione è collegato alla Terra; ma la nutrizione non è solo fisica, è anche psichica, intellettuale e spirituale. L'uomo deve nutrirsi per mutare e questo è vero anche spiritualmente. Tutto ciò che consente all'uomo di evolvere e di crescere come persona è connesso alla Terra. Chi non vive il ritorno alle proprie radici, alla sua terra, vive come sradicato, come 'strappato' alla verità di sé; chi non riesce a fare il cammino di ritorno alla sua interiorità è condannato a una vita sterile.

I piedi simboleggiano la Terra, il nostro femminile, come capacità di ricevere le forze telluriche necessarie alla vita. Restare ancorati alla Terra è segno di grande saggezza e certamente di salute mentale. Ogni strappo alla regola di 'tenere i piedi per terra' porta a vane illusioni, a perdere il contatto con la realtà che procura, sempre e comunque, grande sofferenza.

Nella lotta cinese, nel *Taiji quan*, che è anche tecnica di Lunga vita, si insegna che dalla Terra prendiamo l'energia per sconfiggere l'avversario: l'ancoramento alla Terra permette la stabilità della parte bassa, in modo che la parte alta del corpo, del tutto rilassata, sia libera e capace di colpire, trasmettendo l'energia che sale dal basso verso l'alto.

Anche nei miti occidentali viene data grande importanza ai piedi: Achille è colpito al tallone; Eva è morsa dal serpente. Le ferite ai piedi dicono la nostra incapacità a ricevere e mettere a frutto le energie provenienti dalla Terra per il nostro lavoro interiore.

Il simbolo della Terra è il quadrato. Nella numerologia cinese l'emblema della Terra è il numero 2 a cui corrisponde il femminile, lo *yin*, che graficamente è rappresentato da due linee spezzate ▬ ▬.

L'Uomo *Ren* tra Cielo e Terra

人

REN - Ricci 5546: uomo; essere umano, umanità.

Tutti gli esseri viventi vivono nel Cielo/Terra.

L'intervallo Cielo Terra
È come un mantice
Si vuota senza stancarsi
In azione vuole soffiare ancora[37].

L'intervallo Cielo/Terra, il cosiddetto 'vuoto mediano' dove vivono gli esseri viventi, è paragonato a un mantice: i soffi vanno e vengono, gli esseri viventi escono alla vita e vi fanno ritorno, rimanendo in vita per tutto il tempo che i soffi del Cielo/Terra che li costituiscono restano saldamente intrecciati.

La realtà vivente è una: per la filosofia cinese antica tutto vive nell'Uno e tutto all'Uno ritorna. Vivere è uscire e prendere una forma; morire è lasciare questa forma e fare ritorno all'indifferenziato. Non siamo venuti in questo mondo, ma ne siamo usciti come un frutto da una pianta. Siamo un tutt'uno con l'universo e l'ambiente che ci circonda, con cui esiste un incessante interscambio di energia. Dell'universo seguiamo le leggi e la ciclicità dei ritmi. Questo è quanto insegna anche la medicina cinese che richiede al medico questa consapevolezza; quando si trova al capezzale del suo paziente per valutare il suo stato di salute, deve saper giudicare il flusso della sua energia a seconda del momento della giornata, della stagione dell'anno, del periodo della sua vita e del luogo in cui si trova.

Il fatto che i Cinesi considerassero l'uomo costituito a modello del Cielo/Terra è mostrato dall'antico pittogramma che lo contraddistingue: la testa rotonda è simbolo del Cielo, i piedi designano un quadrato, simbolo della Terra.

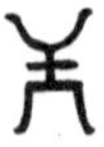

Pittogramma

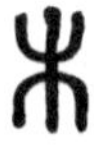

Pittogramma

di uomo *di albero*

Questo carattere richiama in modo suggestivo il pittogramma dell'albero che rappresenta un tronco da cui partono dei rami verso l'alto e delle radici verso il basso. Con le radici immerse nella Terra, nello *yin* più profondo e con i rami protesi verso il Cielo, verso lo *yang*, l'albero richiama la realtà dell'uomo. Come l'albero, l'uomo vive un ciclo ritmico di nascita, crescita e morte; ha in sé il flusso costante del suo nutrimento e la memoria biologica della sua vita. Radicato alla Terra, l'uomo deve compiere una risalita verso il Cielo, per far maturare il germe spirituale e diventare frutto. L'albero è così il simbolo di questa ascensione spirituale attraverso la quale l'uomo porta a compimento la sua maturazione. La sua Terra è una matrice in cui deve partorire se stesso; per questo, in molte culture, l'albero/uomo era rappresentato con le radici in alto per indicare che lì, in Cielo, è l'inizio della vita e lì l'uomo deve fare ritorno[38].

L'albero è la realtà che si fa vita, che crea senza inaridirsi, che si rigenera in multiformi trasformazioni senza esaurirsi mai. La sua crescita è in parte aerea e in parte sotterranea. La radice è il supporto dello sviluppo della pianta. Più le radici si sviluppano, più il suo ancoraggio alla Terra diventa solido e può così affrontare le burrasche della vita. La tempesta può piegare un albero, ma se è ben radicato non verrà divelto e prima o poi troverà di nuovo la sua posizione eretta. Lo stesso avviene per l'uomo. Se ha fatto ritorno alle sue radici, se è ben ancorato al suo Centro, nessuna prova, nessuna disgrazia lo potrà squilibrare.

Il carattere moderno *ren* designa l'uomo eretto, strutturato e integrato nel Cielo/Terra, di cui è il più eminente rappresentante.

> Di tutte le esistenze che si compiono tra il Cielo che le copre e la Terra che le porta, la più preziosa è quella dell'uomo[39].

Questo uomo non è un essere teorico, ma un individuo concreto, inserito, a partire dal momento iniziale del suo concepimento, in uno spazio e in un tempo che sono la sua storia personale. L'antica embriologia cinese, che è presentata per la prima volta nello *Huainanzi,* testo filosofico del II secolo a.C.[40], dice che nell'istante in cui si uniscono il *jing* del padre e della madre intervengono gli *Shen*, gli Spiriti, a rendere l'individuo unico. In questo essere vivente, che Cielo e Terra hanno realizzato grazie alla profusione delle loro essenze più sottili, è inscritta non solo tutta la sua realtà biologica, ma anche la sua natura (*xing*) e il suo destino personale (*ming*), che egli ha il compito di ricercare e di portare a compimento.

Il simbolismo Cielo/Terra nella cultura cinese

Più l'uomo è capace di portare e mantenere in armonia le sue componenti Cielo/Terra, più realizza se stesso, porta ordine nel mondo e nella società. Questo concetto è più volte illustrato nei miti cinesi, nei classici della cultura; è reso visibile in alcuni modelli architettonici e incarnato dall'Imperatore stesso. I mitici progenitori Fuxi e Nügua sono rappresentati mentre tengono in mano la squadra e il compasso che servono rispettivamente a tracciare il quadrato e il cerchio; essi sono i simboli dell'architettura che permette all'uomo di costruire e di organizzare il mondo, ma anche emblemi del Cielo e della Terra.
Il simbolismo Cielo/Terra quale segno e augurio della più grande prosperità, di armonia e di felicità veniva usato nei modelli costruttivi di ordine sociale e religioso, nelle insegne, nei vestiti, negli oggetti, persino nelle monete.
Il palazzo del Ming Tang[41] ha il tetto rotondo, simbolo del Cielo, retto da otto colonne che poggiano su una base quadrata, simbolo della Terra. Le antiche monete cinesi erano rotonde con un quadrato vuoto nel mezzo per ricordare che la prosperità nasce dal saper armonizzare le componenti Cielo/Terra. Questo è necessario anche per ottenere la longevità, come è dimostrato dal grande valore che i Cinesi attribuivano alla tartaruga. Dall'India alla Cina la tartaruga ha un significato simbolico importante. Essa partecipa della perennità del cosmo, del Cielo/Terra, perché il suo corpo ne è un'immagine perfetta: il suo carapace dorsale, a volta, è rotondo, simbolo del Cielo; la sua placca ventrale è piatta e venata, quadrata, simbolo della Terra. Gli scambi armoniosi tra Cielo e Terra portano prosperità e lunga vita. Per questo la tartaruga era ed è il simbolo della salute e dell'immortalità. Secondo l'antica tradizione possedere una tartaruga aiuta a portare a compimento l'armonia perfetta tra le parti che costituiscono l'uomo. Nell'alta antichità le venivano attribuiti poteri magici. Il suo carapace posto sul fuoco veniva usato per la divinazione. La sua longevità la faceva simbolo di saggezza e di stabilità. Alcuni templi erano sostenuti da pilastri a forma di tartaruga perché si pensava contribuissero all'ordine

e all'equilibrio del mondo. Per la mitologia cinese era l'animale che sosteneva le isole Penglai, soggiorno dei beati, paradiso sperduto nel mare dove arrivavano solamente coloro che, grazie a un'ascesi personale, sapevano volare o camminare sulle acque.

L'uomo: persona *shen* a partire dai suoi *Shen*

Persona - *shen* Spiriti - *Shen*

身 神

SHEN - Ricci 9674: persona, identità; durata della propria vita, vita personale legata a una forma terrestre.
SHEN - Ricci 9655: spirito, spirituale; forza che anima il sensibile, Spirito vitale; divinità, emanazioni celesti che scendono negli esseri.

L'uomo è non solo l'incarnazione e la concretizzazione in un dato tempo e in un certo spazio dell'energia cosmica (*qi*), ma è anche animato dalla stessa vitalità che pervade l'universo (*Shen*). Il titolo non è un gioco di parole, ma è l'espressione di quanto insegnano i testi sapienziali e di medicina antichi a proposito dell'uomo: esso è persona (*shen* 身) in quanto in lui inabitano la coscienza di ciò che è e le istanze che lo rendono unico e irripetibile (*Shen* 神).
L'uomo inserito nel sistema Cielo/Terra è, infatti, un'entità unica, non scindibile in psiche e soma, corpo e spirito, e questo non solo sul piano filosofico, ma sul piano reale. Per spiegare questo la medicina cinese parla di *Shen*, di Spiriti, che sin dal concepimento presiedono alla crescita e allo sviluppo dei vari organi che divengono, così, vere e proprie strutture dello psiche-soma.
Leggendo i testi antichi di medicina, ma non solo questi, si rimane colpiti di come per la cultura cinese tradizionale non vi sia luogo del corpo che non sia sede di corpo e anima e come non vi sia momento di salute o di malattia in cui i due aspetti non siano connessi. Perciò nella terapia è insegnato ripetutamente che si può partire dalla cura dell'uno per

raggiungere l'altra, ma che entrambi vanno considerati per guarire un ammalato. Grazie a questa visione globale dell'uomo, la Medicina Tradizionale Cinese è riuscita a mantenere vivi e sempre validi nel tempo i suoi postulati sino a diventare oggi di grande attualità.

L'idea che l'uomo sia qualcosa di complesso la si vede già dagli ideogrammi che designano il suo corpo[42]. Ad esempio il carattere *xing* 形 (Ricci 4528), che parla di forma del corpo, è costituito da un fonema che mostra i piatti di una bilancia in equilibrio e dal radicale che significa piume, capelli: qualcosa di leggero e fluttuante che richiama un fantasma. La forma corporea, che può denotare un organismo solido ed equilibrato, in realtà è espressione di qualcosa di più etereo e profondo che non è visibile. In geografia, *xing* è la configurazione del terreno. Ma come nel terreno, al di là della configurazione visibile, vi sono gli strati sotterranei, così, per il corpo, al di là dell'apparenza sensibile vi è una struttura intima.
Un altro carattere che indica il corpo è *ti* 體 (Ricci 10746) che designa l'organismo come struttura. Infatti il
radicale di sinistra *gu* significa sistema osseo.
Al di là dello stretto senso lessicografico, questa immagine richiama alla mente una scala con tutto il simbolismo dell'ascendere, presente in tutte le culture tradizionali[43]. Essa raffigura plasticamente la rottura di livello che rende possibile il passaggio dal nostro mondo al Cielo e quindi la comunicazione tra Cielo e Terra. Per questo la scala aveva un ruolo importante in tutti i riti di iniziazione. Che vivere il nostro corpo con tutti i suoi limiti sia la prova iniziatica che ci permette di ascendere al Cielo?
Ma perché l'essere umano si presenti come persona, non è sufficiente una forma esterna e una struttura interna; ci vuole ciò che lo fa essere soggetto unico e irrepetibile. Il carattere *shen* 身, persona, dà l'idea dell'esistenza individuale e della personificazi-
one, mostrando la maturità e la ricchezza della cultura cinese dei primi secoli prima di Cristo[44]. Anticamente designava la gravidanza, come per sottolineare che a partire dall'embrione prende avvio il processo di personificazione. L'embrione è infatti il mistero della vita che si sviluppa, si determina e si prolunga durante tutta l'esistenza adulta. Il carattere è un disegno schematico di una donna incinta che sta camminando.

身 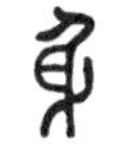

Ogni movimento volontario implica le facoltà mentali (pensiero, memoria) e volitive. Non è una gamba che si estende; è la persona che stende la sua gamba. La persona non può essere ricondotta unicamente alla sua realtà fisica[45].
Shen significa sia persona sia identità della persona. Non c'è un corpo dato e un'animazione che lo pervade; ci sono dei soffi originari che coagulandosi diventano i soffi propri di un individuo a partire dai suoi *Shen* 神, dai suoi Spiriti, che costituiscono il suo aspetto psichico, mentale e spirituale e determinano il suo modo di concepire e di affrontare la vita.

La teoria degli Shen

La teoria degli *Shen,* che illustriamo brevemente, descrive l'attività psico-emozionale dell'uomo ed è una delle teorie più affascinanti e complesse della medicina cinese che ne ha posto le basi, sin dalla prima formulazione del suo corpo dottrinale nel IV secolo a.C.[46]. Essa sostiene che ogni realtà fisica e biologica dell'organismo ha una valenza psichica. Così i cinque organi (*zang*) sono animati da entità spirituali e psichiche, che vengono raggruppate sotto il nome generico di *Shen*, ma che hanno ciascuno un nome particolare: *Shen, Hun, Po, yi* (proposito), *zhi* (volere). Anche il sangue è portatore di *Shen*, così lo spirito è presente ovunque vi sia sangue. Gli *Shen* presiedono e dirigono sin dal concepimento non solo la crescita degli aspetti emozionali dell'uomo, ma anche lo sviluppo biologico dei vari organi che sono, così, strutture dello psiche-soma.

I Cinque organi, in quanto costituiti da *Shen*, sono solo in parte assimilabili con gli organi della nostra medicina perché gli aspetti psichici non possono essere disgiunti da quelli fisici e fisiologici degli organi stessi. Non c'è assolutamente distinzione tra fisico e psichico, perché i Cinesi, grandi osservatori dell'universo, della natura e dell'uomo, tendono a non introdurre distinzioni indebite, che la vita stessa non introduca.
La stretta correlazione psiche/soma porta a un importantissimo

corollario stabilito dalla Medicina Tradizionale Cinese sin dai primi secoli a.C.: ogni evento patologico fisico comporta sempre a lungo andare uno squilibrio psichico, e stati emozionali alterati hanno sempre ripercussioni a livello fisico. Se l'origine della teoria affonda probabilmente le sue radici nella cultura animistica, essa, nei secoli, è divenuta un intelligente modello per leggere l'uomo nella sua globalità. Oggi può costituire un utile punto di riflessione per la medicina occidentale che, fondata su una visione meccanicista dell'uomo, ha intrapreso un cammino sempre più specialistico e disarticolato che stenta a cogliere l'essere vivente nella ricchezza della sua complessità.

La visione occidentale del rapporto psyche-soma

Facciamo solo un breve accenno alla visione occidentale a proposito della distinzione *psyche-soma* per capire la differenza con la visione cinese.

Nell'*Iliade* e nell'*Odissea* il termine *psyche* ha un significato opposto a quello di oggi: è l'immagine del morto privo di coscienza e di intelligenza[47]. Alla morte la psiche scende nell'Ade e rimane l'«immagine emblematica del non-essere-più-in-vita». Con Omero i termini attinenti alla vita emotiva e spirituale non si riferiscono mai alla psiche. «La vita dell'anima in senso unitario rimane quasi del tutto sconosciuta nei poemi omerici, in quanto non era ancora diventata oggetto di riflessione.»[48]

Il concetto di psiche legata alla vita venne alla filosofia greca dalla religione e in particolare dall'orfismo (VI secolo a.C.) e dai filosofi che ad esso aderirono come Pitagora[49]. L'orfismo, «attribuendo all'uomo un 'Io' occulto di origine divina e contrapponendo così l'anima al corpo, inserì nella civiltà europea un'interpretazione nuova dell'esistenza umana»[50]. Le idee chiave della religione orfica erano che l'anima è presente nel corpo come in una prigione per scontare una colpa originaria e che deve reincarnarsi per liberarsi da questa. Lo stile di vita e i riti potevano aiutare a purificarsi. La psiche era, quindi, ben altro rispetto al corpo e anzi quasi in lotta con esso.

Con Socrate (470-399 a.C.) la filosofia greca arriva all'identificazione della personalità dell'uomo con la psiche, con l'anima, considerata come il centro dell'uomo. Essa è lo spirito che pensa e che è capace di conoscenza e di decisioni morali. Con Socrate, che coglie l'importanza del seguire il motto scritto sul tempio di Delfi, 'Conosci te stesso', inizia quel lavoro introspettivo per capire la natura dell'uomo e per ricercare il significato della vita. L'uomo, che è formato di corpo e di anima, grazie all'anima è capace di giungere alla vera conoscenza, che è quella del bene e del male. In quanto uomo ha il compito precipuo di 'curare la sua anima'.

> Non dei corpi dovete prendervi cura,
> né delle ricchezze né di alcuna altra cosa
> prima e con maggiore impegno che dell'anima,
> in modo che diventi buona il più possibile[51].

La cura dell'anima è per Socrate la formazione interiore dell'uomo, di una coscienza salda e incrollabile, è l'aspirazione a incarnare l'eterno nel tempo e a resistere ai pericoli che le mutazioni sociali possono comportare. Grande insegnamento che, come dice il professor Reale, resta una delle basi spirituali su cui si è costruita la coscienza dell'Europa[52].

Il pensiero socratico fu approfondito e rielaborato da Platone e da Aristotele e rimase la base su cui si svilupparono le speculazioni medievali su questo argomento, soprattutto ad opera di san Tommaso d'Aquino. Psiche e soma restarono comunque due principi distinti anche se furono spesso visti e considerati nei secoli interagenti o in stretta unità. Durante il Rinascimento la questione anima/corpo continuò a essere oggetto di dibattito. La rivoluzione culturale del metodo scientifico e sperimentale con Galileo (1564-1642), Descartes (1596-1650) e Newton (1642-1727) portò la medicina scientifica ad affermarsi progressivamente non solo come tecnica di studio, ma anche come approccio all'uomo e alle sue problematiche. Con Cartesio in modo particolare si accentuò il dualismo: il corpo (concepito come macchina) e lo spirito (concepito come sede delle idee) erano diversi e separati (*Res cogitans* e *Res extensa*)[53].

Gli *Shen* - Spiriti

神

SHEN - Ricci 9655: spirito, spirituale; forza che anima il sensibile, spirito vitale; divinità, emanazioni celesti che scendono negli esseri.

La traduzione letterale dell'ideogramma *Shen* 神 è spiriti, divinità, principio vitale.
La parte di destra designa tutte le forze della natura[54] che erano poste sotto l'autorità del Cielo. La parte di sinistra del carattere designa, infatti, gli influssi che scendono dal Cielo 示 示.

> La Via della produzione e del compimento dei Diecimila esseri: nulla che non sia scambio *yin/yang* e radiazione luminosa degli *Shen*. È per questo che per la vita di un uomo è necessario che vi sia la congiunzione dei soffi *yin* e dei soffi *yang*, che vi sia l'unione delle essenze (*jing*) del padre e della madre. Due essenze si uniscono, allora forma corporea e *Shen* sono completati. Sono i soffi uniti del Cielo e della Terra e il loro nome è uomo[55].

La teoria degli *Shen* non fonda una concezione psichica, ma pone l'essere in quanto tale come unità di mente, anima e corpo. Al momento del concepimento, infatti, gli Spiriti, *Shen*, che si incarnano e si fissano nella giunzione del *jing* (materialità energetica) dei genitori, dotano il nuovo essere tanto di spirito quanto di corpo (*jingshen*), rendendolo unico e irrepetibile. Durante la fase embrionale di crescita gli *Shen* (*yang*) si uniscono a strutture più *yin* a formare entità somatopsichiche, gli organi e i visceri, di cui contribuiscono a promuovere lo sviluppo secondo le specificità di ciascun organo e secondo le varie fasi di crescita dell'individuo. Cinque sono gli organi e cinque sono gli *Shen*. In primo luogo il cuore, sovrano e capo dell'organismo in quanto sede di entità superiori che sono gli Spiriti celesti, gli *Shen* propriamente detti; il fegato sede degli *Hun*, il polmone sede dei *Po*, la milza sede del proposito (*yi*) e i reni sedi del volere (*zhi*). Queste funzioni mentali che dirigono il comportamento dell'indi-

viduo e da cui dipendono il buon funzionamento degli organi e dei visceri sono state anche chiamate 'anime vegetative', perché, comunque, permettono e mantengono la vita fisica.
In quanto sede degli *Shen*, il cuore è sede dell'attività mentale perché costituisce la capacità dell'uomo di pensare, riflettere, analizzare, progettare, realizzare; è anche sede della vita emotiva e affettiva e dei processi con cui l'uomo ne diviene consapevole. Ma il suo ruolo riguarda anche il campo fisico, i processi vitali dell'intero organismo. Infatti il cuore, come sede degli *Shen,* permettendo in ogni momento l'intreccio delle energie innate ed ereditarie con quelle acquisite, promuove lo sviluppo psicofisico della persona. Gli *Shen* sono l'impulso stesso alla vita e sono ciò che ricreano nell'uomo il desiderio di vivere. Dal cuore dipendono perciò l'equilibrio della persona, una nel suo corpo-mente-anima e la sua capacità di correlarsi agli altri[56].

Gli *Hun* e i *Po*

魂 魄

HUN - Ricci 5158: anime spirituali o ragionevoli; facoltà mentali.
PO - Ricci 4148: anime sensitive, terrestri; soffi essenziali, opache.

L'origine dell'uomo, costituito dall'intreccio delle energie del Cielo e della Terra, si riflette anche nella sua struttura psichica e mentale. Rispetto agli *Shen*, gli *Hun* ne individuano l'aspetto celeste, i *Po* l'aspetto terrestre. Gli *Hun*, detti anime spirituali, assicurano l'animazione superiore dell'uomo e alla morte fanno ritorno al Cielo. I *Po*, detti anime corporali, sono responsabili della vita vegetativa dell'uomo e alla morte si dissolvono e tornano alla Terra.

> Quando il corpo inizia a formarsi, l'anima che gli dona la forma si chiama *Po*. Quando quest'anima gli ha dato la forma, l'anima spirituale, chiamata *Hun*, sopraggiunge[57].

Gli ideogrammi *Hun* e *Po* sono composti da un radicale comune (a destra), *gui*, che significa spiriti della Terra: sono costituiti da una testa e da una forma evanescente che fluttua, proprio come i fantasmi. Per capire bene il concetto di *Hun* occorre considerare che, nel carattere, oltre al segno identificativo del fatto che sono spiriti (parte di destra), compare la grafia delle nubi (parte di sinistra) nel loro aspetto etereo e più *yang*. Le nuvole sono il prodotto dell'umidità che il calore per così dire 'strappa' alla Terra e fa salire, e la caratteristica che più colpisce l'occhio umano è che si muovono liberamente nel cielo. Gli *Hun* hanno la tendenza ad elevarsi e alla morte dell'uomo ritornano al Cielo dove diventeranno i mani gloriosi.

Le anime *Hun* sono illustrate nel bellissimo drappo funerario di Mawangdui, trovato nella tomba della marchesa di Dai, risalente al II secolo a.C.[58]. Questo drappo, che è un talismano, mostra il pellegrinaggio fatto dalla defunta dopo la sua morte sino a raggiungere il Cielo, fine ultimo della sua peregrinazione, luogo dove gli spiriti beati godono della Lunga Vita. Nella scena centrale, che è il fulcro del dipinto – in alto è rappresentato il Cielo; in basso il mondo sotterraneo e i pericoli superati – si vedono la marchesa e tre donne al suo seguito identiche nell'espressione. L'abito variopinto della defunta (blu, rosso e bianco) unisce i singoli colori delle vesti delle tre donne al suo seguito. Questo dettaglio spiega la scena: la donna che cammina davanti e quelle che la seguono sono la rappresentazione, una e triplice, della stessa persona: sono la marchesa e le sue anime *Hun*. Chi sviluppa la propria spiritualità e riconduce tutto in unità accede all'immortalità. Le anime *Hun* dopo la morte continuano a irradiare perfetta vitalità e vengono trasformate in Spiriti gloriosi, che irradiano la luce.

Secondo i testi antichi di medicina le anime *Hun* sono tre, ad indicare la loro funzione: presiedono alla vita mentale, emotiva e spirituale dell'individuo. Sono le facoltà dell'uomo legate all'intelligenza, la capacità di immaginare, fantasticare, di sognare. In effetti i sogni, le fantasticherie, le immagini che nascono dai desideri, dalle nostalgie, dagli entusiasmi dell'uomo costituiscono una forza che tende a liberarlo dai condizionamenti della sua vita quotidiana e lo proietta in un mondo spirituale infinitamente ricco.

Grazie agli *Hun*, si può accedere alle parti più profonde dell'essere, oggi noi diremmo all'inconscio. La loro facoltà di «andare e venire liberamente»[59], ricordata dal carattere delle nubi, è ciò che permette di accedere alla parte più profonda di noi stessi. Rappresentano dunque

tutte quelle facoltà dell'uomo che oggi abbiamo completamente perso per il venir meno di una certa spiritualità e del contatto autentico con la natura: fare voli estatici, viaggi astrali, avere incontri con gli spiriti dei defunti, avere premonizioni, preveggenze.
Gli antichi filosofi taoisti come Zhuangzi (fine IV secolo a.C.) o Liezi (primi secoli della nostra era) dicevano che in stato di veglia, il cuore, sollecitato dai sensi, in preda alle preoccupazioni del vivere quotidiano, è sovraccarico e ansioso. Invece nello stato di semiveglia, di meditazione, l'uomo accede a un altro tipo di conoscenza grazie alle anime *Hun*, che ritrovano la loro autonomia. I taoisti sapevano che il cuore dell'individuo desto ha maggior presa del cuore dell'individuo in stato di meditazione o di sonno, ma diffidavano della rappresentazione del reale che privilegiasse unicamente il visibile e trascurasse l'invisibile. Davano quindi allo stato incosciente, di sogno, una rilevanza che altre culture giudicherebbero esagerato[60].
Per la ricerca di equilibrio che è propria della cultura cinese, gli *Hun* risiedono nel fegato, perché la loro natura *yang* che tende al Cielo trova una stabilità nel sangue (*yin*) che caratterizza la struttura di questo organo. Sangue e *Hun* sono gli aspetti *yin* e *yang* del fegato. Da questo si può vedere nella pratica come non esista, per la concezione cinese, realtà fisica separata dalla sfera psicologica e spirituale. A livello emozionale gli *Hun* e quindi il fegato sono attaccati dalla collera.

Il carattere *Po*, oltre al radicale che designa gli Spiriti, ha sulla sinistra il fonema *bai* che significa bianco e designa il Sole che sorge (il piccolo tratto posto sopra il Sole significa spuntare), l'alba che rende tutto bianco e luminoso. Richiama la lucentezza del metallo, il biancore delle ossa. Secondo la teoria dei Cinque movimenti[61], il bianco corrisponde all'autunno, all'ovest, al Metallo, al polmone che è la sede dei *Po*. Essi sono *yin*, come l'energia più materiale dell'organismo (*jing*), in quanto strettamente legati alla Terra. Il *Lingshu* dice che «ciò che si associa alle essenze nel loro 'uscire ed entrare' denota i *Po*». Per la cultura cinese antica la prima uscita è quella alla vita e l'ultima entrata è il ritorno in seno all'Uno, all'indifferenziato, quando l'uomo con la morte perde la sua forma. La vita corporale è un insieme di 'entrate e uscite': dalle fasi della respirazione, a quelle dell'alimentazione e della riproduzione.

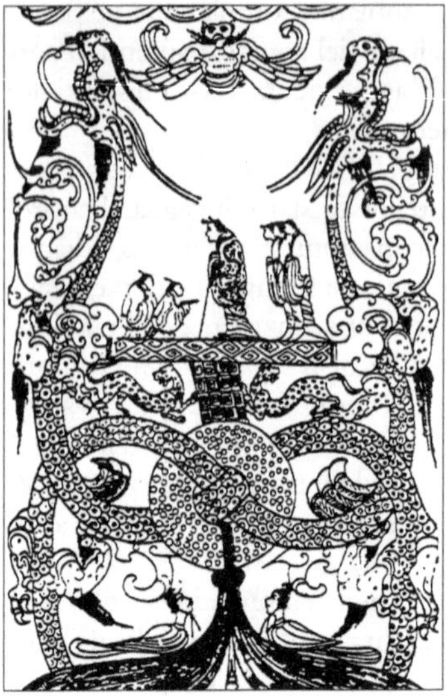

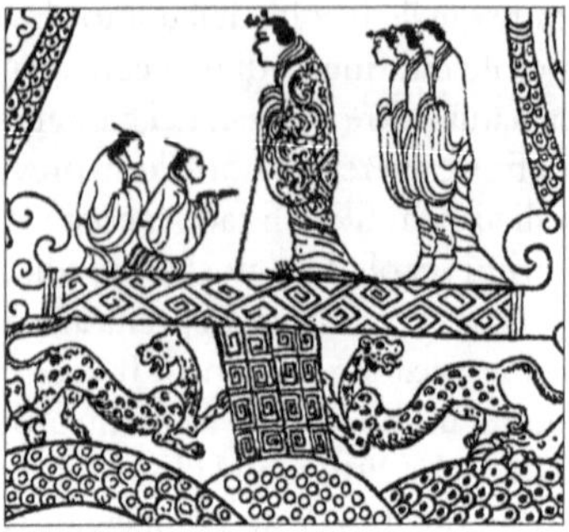

Drappo funerario di Mawangdui (II secolo a.C.).
A sinistra. Parte mediana del drappo.
A destra. Dettaglio della parte mediana: la marchesa di Dai e le sue tre anime Hun.

I *Po* sono così messi in relazione con ciò che riguarda il corpo: sono responsabili dei nostri movimenti vitali automatici, delle sensazioni, degli istinti, dei riflessi vitali primitivi e della vita vegetativa nel suo complesso. Tutto ciò che è corporale e dipende dai sensi è di loro pertinenza.
Le anime *Po* sono sette così come raffigurate nel drappo funerario di Mawangdui. Nella parte bassa del dipinto troviamo sei personaggi disposti da una parte e dall'altra intorno al tavolo imbandito di un banchetto; in piedi, in primo piano, il maestro di cerimonia. Questi personaggi che portano le offerte simboleggiano le anime *Po.* Il numero Sette ricorda i sette orifizi del corpo che mettono l'uomo in contatto con l'esterno, le sette passioni che sono in grado di depauperare l'energia dell'organismo e rendere la vita più breve.
Le anime *Po* sono legate alle essenze (*jing*) nello stesso modo con cui le anime *Hun* sono legate ai soffi (*qi*) [62]. I soffi leggeri aerei, *yang*, si elevano e si diffondono in alto; le essenze, più pesanti e più spesse, restano in basso e ritornano alla Terra, da cui derivano, per essere trasformate e ridare vita ad altre forme viventi. Nella ricerca di una complementarità che li renda stabili, i *Po* sono alloggiati nel

polmone, ministro dell'energia (*qi*), dei soffi energetici della respirazione (*yang*). I soffi del polmone danno ai *Po* il dinamismo necessario per svolgere la loro attività in tutto l'organismo. *Po* e *qi* sono gli aspetti complementari, *yin e yang*, del polmone.
A livello emozionale i *Po* e quindi il polmone sono attaccati dalla tristezza.

Il Proposito - *Yi*, e il Volere - *Zhi*

意 志

Yi - Ricci 5322: idea, pensiero, opinione; intenzione, desiderio, proposito.
Zhi - Ricci 1727: volontà, determinazione; tendere a, decidersi a, ricercare; volere come voler vivere.

Proposito e volere, come è mostrato anche visivamente negli ideogrammi che li rappresentano, sono strettamente legati al cuore, il cui carattere costituisce la loro parte inferiore. Congiuntamente mantengono l'uomo lungo l'asse della sua vita e lo orientano secondo il suo cuore. Quando il cuore, in preda a passioni, si fuorvia, proposito e volere non sono più coerenti: turbamento e disordini emotivi sconvolgono la persona.

Il carattere *yi*, proposito, è formato, oltre che dal radicale di cuore, dal fonema *yin*, che designa una bocca che emette un suono. L'ideogramma richiama nel suo insieme una persona che, parlando, pensando e progettando, mette il suo cuore in ciò che esprime in pensieri o azioni.
Il proposito, *yi*, ha sede nella milza. Secondo la medicina cinese questo organo riceve gli alimenti e li rende assimilabili per l'organismo, grazie ai processi metabolici della digestione. Come la Terra a cui è correlata secondo la legge dei Cinque movimenti, la milza nutre e rinnova non solo il corpo fisico, ma anche il corpo etereo, la mente e il pensiero. Il pensiero considerato e rielaborato dal cuore, che

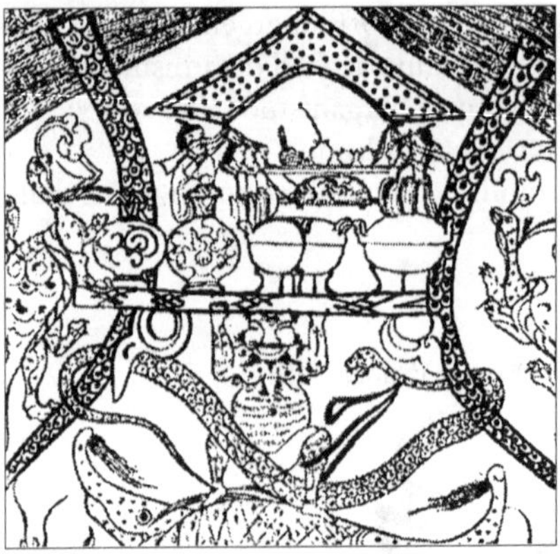

Dettaglio del drappo funerario di Mawangdui (II secolo a.C.): il banchetto funebre. I sei personaggi e il maestro di cerimonia simboleggiano le anime Po.

ne giudica la giustezza, diviene proposito. Quando una malattia o uno squilibrio energetico organico indeboliscono la milza si possono avere confusione mentale e mancanza di determinazione, perché i propositi non sono più chiari: si rimane disorientati, non si sa più che cosa fare perché non si sa più a che cosa tendere. Ma è vero anche il contrario: le preoccupazioni, il rimuginare, i pensieri ossessivi indeboliscono l'organo milza, creando problemi digestivi, bloccando tutti i processi di trasformazione.

Lo *zhi* è lo *Shen* dei reni, è la volontà e la capacità dell'uomo di realizzare ciò che ha progettato: «Quando il proposito diviene permanente si parla di volere»[63]. All'azione della milza che si esprime nel proposito, si aggiunge la potenza dei reni.
Il carattere *zhi*, che significa volere, è formato nella parte inferiore dalla grafia di cuore e nella parte superiore da una pianta che inizia a elevarsi dal suolo. Il movimento del cuore si orienta verso un fine: la pianta rappresenta il processo di sviluppo della vita. La tensione vitale è prima di tutto voler vivere. I reni, infatti, tesaurizzano le energie ereditarie e innate che rappresentano il programma filogenetico e ontogenetico dell'uomo. È per questo che un attacco ai reni e al suo *Shen*, il volere, è sempre molto grave perché lede le basi stesse dell'esistenza. Infatti, il pensiero che si trasforma in riflessione e in proposito, solo grazie alla volontà e a decisioni corrette, porta al saper-fare. Il saper-fare è l'esito di un processo che ha le sue radici nel

cuore; per i pensatori cinesi è il saper mantenere la propria vitalità, il saper-vivere a lungo, in armonia con il *Tao*, con se stessi e con tutto ciò che esiste.

La ricerca della felicità

I pensatori, che nell'antichità hanno indagato per trovare le chiavi della felicità, hanno capito che essa è strettamente collegata ai significati che l'uomo attribuisce al vivere e al morire e che questa ricerca normalmente incomincia con un atto introspettivo, come per esempio ci insegna uno dei più antichi assiomi della nostra cultura occidentale, *gnóthi sautón*, 'conosci te stesso'. Socrate è stato il primo ad approfondire questa frase che era posta sul frontone del Tempio di Apollo a Delfi, dopo la sua ricostruzione nel VI secolo a.C. Questa iscrizione, che era letta da chiunque entrasse nel tempio per consultare l'Oracolo, voleva probabilmente invitare l'uomo a riconoscere il proprio limite e a mettersi in rapporto con il Dio immortale, totalmente Altro da lui, con questa consapevolezza.
Il messaggio socratico, come dimostra il bellissimo libro di Giovanni Reale su Socrate[64], è strettamente connesso con il motto delfico. Nel prologo del *Fedro* Platone fa dire a Socrate:

> Io non sono ancora in grado di conoscere me stesso, come prescrive l'iscrizione di Delfi; perciò mi sembra ridicolo indagare su cose estranee. Voglio esaminare me stesso e non le credenze che si hanno, per vedere se io sia una bestia intricata e pervasa da brame più di Tifone, o se, invece, sia un essere più mansueto e più semplice, partecipe per natura di una sorte divina[65].

Ma, come dicono i filosofi greci, il conoscere se stessi è un compito difficile e che dura tutta la vita.

> È forse facile conoscere se stessi ed era un buono a nulla colui che ha posto quella iscrizione sul tempio di Delfi oppure si tratta di una cosa difficile e non alla portata di tutti[66]?

Nell'*Apologia di Socrate*, dove Platone presenta Socrate come personaggio storico, il filosofo illustra il nucleo del pensiero del suo maestro che consiste appunto nella conoscenza di se stessi e degli altri e nella concezione dell'anima come ciò che più conta nell'uomo. Prendersi cura di sé significa prendersi cura non di ciò che si ha, ma di ciò che veramente si è, ossia della propria anima. Per potersi conoscere occorre porsi faccia a faccia con il divino che è in noi e misurarsi con esso.

> E l'anima ci ordina di conoscere colui che comanda: «Conosci te stesso»[67].

Penetrando nella propria anima, Socrate trova una presenza divina che lo fa essere se stesso e lo fa capace di svolgere il compito che gli viene affidato da Dio: quello di filosofare, di far ragionare gli uomini. E davanti alla proposta di venire salvato dalla condanna a morte a patto di smettere di insegnare, così risponde:

> Cittadini ateniesi, vi sono grato e vi voglio bene, ma ubbidirò più al Dio che non a voi. Finché abbia fiato e sia in grado di farlo, io non smetterò di filosofare e di farvi capire... come non ci si possa occupare solo delle ricchezze per guadagnare il più possibile e della fama e dell'onore, ma invece ci si debba occupare della saggezza, della verità e della vostra anima... E se qualcuno di voi dissentirà io non lo lascerò andare, ma lo interrogherò, lo confuterò. Infatti queste cose, come ben sapete, me le comanda il Dio. E io non ritengo che ci sia per voi, nella Città, un bene maggiore di questo mio servizio al Dio[68].

Il mandato ricevuto da Dio è ciò che muove Socrate perché ha capito che in questo consiste la sua realizzazione e che questo è un servizio alla comunità umana. In molte culture antiche era chiaro che l'assolvere il proprio compito, dopo averlo scoperto, è ciò che dà la felicità e che permette di vivere la vita nella sua pienezza; la conoscenza e la cura di se stessi hanno anche un valore sociale e politico.

> Io vado intorno facendo null'altro se non cercare di persuadere voi che non dei corpi dovete prendervi cura, né delle ricchezze né di nessun'altra cosa più che dell'anima, in modo che diventi buona il più possibile, sostenendo che la virtù non nasce dalle ricchezze, ma che dalla virtù stessa nascono le ricchezze e tutti gli altri beni per gli uomini, e in privato

e in pubblico[69].

Più o meno nello stesso periodo in cui visse Socrate (469-399), in Oriente vissero Confucio (551-479) e Lao Tseu, i primi grandi pensatori cinesi. Anche loro, in modo diverso, indagarono sull'uomo e sulla felicità, indicando un cammino per ritrovare se stessi e la propria realizzazione. Il compito dell'uomo è, in senso generale, sviluppare la propria umanità (*ren*), che è anche sapersi confrontare con i propri desideri (*yu*) e sapersene distaccare (*jie*), per trovare il coraggio di divenire se stessi e compiere il mandato del Cielo, il proprio destino.

Per i filosofi cinesi la felicità da ricercare è quella che resta nonostante gli alti e bassi della vita e le normali oscillazioni dell'umore, quella che appartiene alla matrice stessa del proprio essere. Essa è in stretta relazione con la capacità di compiere il proprio destino e di realizzare ciò per cui siamo chiamati alla vita; dipende dalla saldezza interiore che deriva dall'aver trovato un significato non solo all'esistenza, ma anche alla sofferenza. Semplicemente vivendo, infatti, si ha una percezione che la vita sia fatta molto più di dolore e di sofferenza che di gioia e di felicità. Il raggiungimento della felicità sembra una cosa inafferrabile, un sogno. Quando la vita ce la concede è del tutto inaspettata. Howard Cutler, nell'intervista al Dalai Lama sulla felicità, fa notare che il nome inglese *happy*, felicità, deriva dall'islandese *happ*, che significa caso o fortuna, ad indicare che la si ritiene un evento accidentale che qualcuno o qualcosa dall'esterno fa accadere nella nostra vita. Per molte filosofie e religioni, invece, la felicità deriva da una disciplina interiore e da un addestramento della mente per coltivare tutto ciò che porta al bene e alla serenità ed evitare tutto quello che può nuocere e fare male. Per lo stesso Dalai Lama, «il primo passo verso la felicità è l'apprendimento. Dobbiamo prima di tutto imparare in che modo le emozioni e i comportamenti negativi ci danneggino e in che modo le emozioni positive ci giovino»[70]. Molto del nostro essere felici dipende, quindi, da noi e dal modo con cui ci prefiggiamo di raggiungere la felicità. Molto dipende dal significato che diamo alla sofferenza (*tong*). La filosofia cinese la ritiene utile perché spinge al cambiamento (*yi*) continuo di se stessi e insegna ad affrontare le prove (*nan*) che portano, attraverso la morte, alla nascita dell'uomo nuovo, consapevole del suo cammino. Analizzando il significato di questi termini, conosceremo alcuni concetti cardine del pensiero taoista e confuciano, che possono essere di grande aiuto per capire noi stessi, per porci le giuste domande e progredire nel cammino interiore che conduce alla felicità.

Vivere la vita come un'arte marziale

Dare significato alla Sofferenza - *Tong*

痛

Tong – Ricci 11876: soffrire, avere male; dolore, malattia. Odiare, detestare. Amare teneramente.

La saggezza antica, a qualsiasi cultura appartenga, insegna che le difficoltà e le sofferenze che si incontrano nella vita vanno prima di tutto accettate e che il condurre un'esistenza felice dipende dal saper mantenere uno stato d'animo sereno e positivo anche nella sofferenza. Per i pensatori antichi il dolore era comunque un valore, l'unico modo con cui poter capire una determinata 'lezione di vita'. Anche la nostra cultura era consapevole del valore della sofferenza[71].

> Zeus a saggezza avvia i mortali,
> valida legge avendo fissato:
> conoscenza attraverso dolore[72].

La sofferenza spesso induce al cambiamento o, per dirla in termini cinesi, fa nascere quell'embrione spirituale capace di trasformare la nostra essenza umana più materiale. Le prove ci aiutano a morire all'uomo vecchio che siamo, ai nostri schemi, ai nostri progetti e ad accettare il tutto Altro che si deve ancora compiere in noi.

Uno dei Classici della cultura cinese, *Il Libro delle Mutazioni* (*Yijing*)[73], spiega in modo mirabile questo concetto del cambiamento tramite il morire nell'esagramma 23. «Il seme se non muore non rinasce: sgretolamento significa putrefazione. Il frutto deve putrefarsi prima che il nuovo germe si possa sviluppare... La luce è data come invincibile perché nel suo venir meno (la sofferenza è vista come mancanza di luce) genera nuova vita, come la notte genera il giorno, come il seme di grano che si immerge nella terra e muore per dare origine alla nuova pianta.»[74]

Spesso, quando ci capita una sofferenza, soprattutto se interiore, tentiamo di soffocarla: o non riconosciamo che il problema esiste o lo riconosciamo ma ci buttiamo nella frenesia della vita per non pensare. Alcune volte incolpiamo gli altri del nostro mal-essere. Occorre invece affrontare la sofferenza in modo diretto e capire il perché ci è data, cambiando il nostro atteggiamento verso di essa.

Il significato profondo di una sofferenza resta all'inizio sempre incomprensibile. Bisogna che la vita sia, bisogna come lasciarsi fare e allora nel silenzio che origina dal far tacere tutte le idee preconcette, gli schemi intellettuali, nasce una nuova apertura dell'intelligenza, una nuova capacità di leggere e dare significato a quello che viviamo. Il primo passo è quello di far tacere la razionalità e i pensieri che subito tendono a classificare con schemi istintivi gli avvenimenti come buoni o cattivi. Se la vita è un cammino che porta alla realizzazione di sé e della nostra spiritualità, quando una prova ci viene data bisogna capire perché ci è data, su quale aspetto della nostra persona dobbiamo lavorare, dove è necessario cambiare.

La capacità di tenere aperti il cuore e la mente alla sofferenza è ciò che porta al cambiamento. Stare presenti alle situazioni senza cercare di sfuggire e senza cercare palliativi porta alla scoperta della verità di sé con un succedersi di tappe. In qualsiasi situazione ci troviamo, accettando la nostra vita, possiamo sviluppare il nostro coraggio per aprire quella porta oltre la quale possiamo trovare una maggior conoscenza della nostra natura, delle nostre forze, della nostra capacità combattiva. Le parole cardine che possono aiutarci sono: restare presenti nel momento della sofferenza e non fuggire le prove; essere capaci di lasciar andare le cose, cioè far sì che la vita sia e si dispieghi con modalità e ritmi che non sono i nostri; accettare di restare aperti all'incertezza. Siamo esseri umani e desideriamo certezze e stabilità. Ma spesso non possiamo tenere tutto sotto controllo, e questo ci spaventa oltremodo.

Ma se è vero che nelle prove non c'è sempre la promessa del lieto fine, è anche vero che tutte queste difficoltà non possono che farci

crescere e temprare interiormente.
Quando tocchiamo le soglie alte del dolore, quanto viviamo il disagio senza cercare anestesie, senza cercare quel qualcosa che allevi la durezza del momento, allora accediamo alla profondità del nostro cuore, alle nostre radici, alla terra umida dove cadono i nostri schemi e le nostre certezze e nasce il virgulto del cambiamento; ci lasciamo ammorbidire e finalmente ci 'lasciamo fare', e questo ci trasforma.

Accettare consapevolmente è quasi andare incontro, abbracciare la sofferenza che ci è dato di vivere. Spesso con il dolore siamo solo chiamati ad andare a scuola di umiltà, perché dobbiamo prendere atto della nostra debolezza, delle nostre fragilità, della nostra inadeguatezza. La parola umiltà richiama la parola *humus*, la nostra parte umida, il nostro terreno interiore dove possiamo affondare meglio le nostre radici. Quello che ci sembra male può allora diventare un bene nel cammino di trasformazione a cui siamo chiamati. Questo riscoprire il nostro cammino vuol dire comunque capire che anche i tratti difficili, le salite o le deviazioni obbligate sono sempre stabilite per noi e che 'tutto coopera al bene' di chi ama Dio. Accettare e fare nostre le prove della vita vuol dire aprirsi a una grande fecondità, è come diventare co-creatori di noi stessi. Così le sofferenze e i sacrifici non sono altro che 'fare il sacro' nella nostra vita.

In questa ottica la sofferenza, come indica il termine *tong*, può diventare da sofferenza che si odia a sofferenza che si ama teneramente, perché si amerà il frutto che la sofferenza genera.
La sofferenza è invece sempre negativa quando è determinata dai nostri pensieri negativi, dalla nostra visione delle cose. Il sentirsi felici o infelici deriva anche dal modo in cui percepiamo la nostra vita, dal significato che ha per noi.
Se pensiamo che la sofferenza sia negativa e vada evitata a ogni costo, che sia un indice di fallimento, aggiungeremo alla sofferenza solo una grande fatica. Il dolore fa parte dell'esistenza; se si pensa che sia innaturale, un'anomalia, si finisce per imputarlo ad altri e non si cerca mai di capirne le cause. Ci sentiamo infelici e imprigionati nella nostra pelle; ci sentiamo i soli a soffrire in modo incomparabile. Si aumentano le pene rimuginando sulle ferite. Per ridurre la sofferenza dobbiamo distinguere il male vero e proprio da quello che generiamo

con i nostri pensieri. La paura, la rabbia, il senso di colpa, l'impotenza sono tutte risposte mentali ed emotive che intensificano il dolore e la pena. Per combattere questi stati d'animo, tutte le religioni e le filosofie orientali sottolineano l'importanza delle pratiche spirituali. Con uno sforzo costante si può vincere qualsiasi tipo di condizionamento negativo.

Il dolore vero, invece, può servire a rinforzare il carattere, può mettere alla prova la nostra fede, può allentare i legami con il mondo materiale, indurci a trovare rifugio e conforto nel trascendente e ci può rendere più sensibili al dolore degli altri. La sofferenza, infatti, ci mette in profonda relazione con le altre persone, in quanto è uno degli elementi fondamentali che condividiamo con tutte le creature viventi.

Per il buddhismo e l'induismo la sofferenza è causata dalle azioni negative compiute nelle vite passate ed è considerata lo strumento per conseguire la liberazione spirituale[75]. Per il cristianesimo la sofferenza è aiuto alla conversione personale e partecipazione alla salvezza del mondo. Tutte le religioni parlano comunque dell'importanza di offrire il proprio dolore per alleviare quello degli altri. Infatti vedere e credere nell'utilità per così dire pratica del nostro patire può essere già un aiuto a sopportare.

Lottare abbracciando le Prove - *Nan*

難

Nan - Ricci 8094: difficile, arduo, spinoso; difficoltà, controversia, calamità, avversità, disgrazia; opporsi a, respingere.

Le sofferenze sono sempre delle prove, come mostra in modo suggestivo l'etimologia del carattere *nan*. La parte di destra è costituita dal radicale *zhui* che designa gli uccelli dalla coda corta come i passeri. La parte di sinistra designa la terra gialla, riarsa, resa dura dal sole. Nell'insieme il carattere allude allo stato di estrema difficoltà in cui si trovano gli uccellini quando la terra è arida e disseccata e non riescono a trovare nulla di cui cibarsi.

La nostra vita è un susseguirsi di prove che hanno un unico scopo: quello di farci lavorare per portare a compimento la nostra umanità, facendoci scoprire i nostri punti di forza, sviluppando le nostre doti, completando la nostra personalità. Quante risorse abbiamo e quanto poco le conosciamo, quante potenzialità possiamo sprecare per il solo fatto di non aver saputo 'leggere' in modo diverso le prove che ci sono date.

L'atteggiamento è la prima cosa da cambiare. Di fronte a un avvenimento negativo che ci capita possiamo ripiegarci su noi stessi, intristirci per la cattiva sorte, imprecare contro la iella, ribellarci rodendoci il fegato oppure possiamo cercare di capire perché una determinata prova si presenta o si ripresenta nella nostra vita. Ribellarsi non è utile perché tanto, se di prova si tratta, comunque ci è chiesto di viverla.

La prima cosa che ci insegna la sofferenza è una consapevolezza del nostro limite, del fatto che non siamo padroni della nostra vita, del tempo e quindi del futuro. Comunque, perché una sofferenza insegni è importante ritrovare il significato del dolore. A questo scopo può essere di grande aiuto ritenere la sofferenza come una prova, perché allora tutte le energie saranno spese per allertarsi, per cercare le nostre risorse, per capire la situazione. Potrebbe essere suggestivo pensare di dover sostenere la prova del labirinto.

Come dice Mircea Eliade, uno dei più importanti storici delle religioni del nostro secolo, il labirinto è la difesa a volte magica di un Centro, di una ricchezza, di un significato[76]. Penetrare in esso può essere un rituale iniziatico come nel mito di Teseo[77].

Della parola 'labirinto' si sono dati diversi significati etimologici. Nella terra cretese, origine della leggenda del Minotauro, il termine labirinto sembrerebbe derivare dal termine *lábrys*, che era la doppia ascia cretese, simbolo dei palazzi minoici. Altri studiosi fanno derivare entrambi questi termini dalla parola *la*, che forma sia il termine greco *laós*, sia il termine latino *lapis* e indicherebbe la pietra. Questo perché i primi labirinti erano scavati nella pietra e portavano alla caverna dove si compivano i riti di iniziazione. Il labirinto era il percorso che occorreva fare per raggiungere la caverna e rinascere; rappresentava

gli ostacoli da superare per dimostrare di essere idonei. I cerimoniali labirintici, su cui si basava il cerimoniale dell'iniziazione, avevano lo scopo di insegnare al neofita, già nel corso della vita terrena, il modo di penetrare senza smarrirsi in luoghi perigliosi, che potevano simboleggiare la morte, e di uscirne illeso.
Il labirinto, come ogni altra prova iniziatica, è una prova difficile, che non tutti sono in grado di superare: è un progredire verso un centro nascosto, un centro comunque capace di farci rinascere. Il luogo di arrivo è sempre riservato agli eletti, alle persone che si sono impegnate, che hanno voluto intensamente e hanno lottato strenuamente per trovare l'uscita. Ma quando si esce si è rinati, perché le tribolazioni ci hanno fortificato e le prove cha abbiamo dovuto affrontare ci hanno fatto ricercare e ritrovare il Centro del nostro essere, unico luogo in cui è possibile l'incontro con il sacro e con la verità di noi stessi. Per questo i labirinti sono disegnati anche sui pavimenti delle cattedrali, per indicare il percorso che si doveva compiere per raggiungere un centro spirituale; simboleggiavano il pellegrinaggio in Terra Santa.
Quante volte nella vita ci siamo sentiti persi, disperati, non sapendo che cosa fare, quali decisioni prendere, con la famosa sensazione di trovarci in un tunnel. In queste occasioni proviamo a pensare che nulla succede a caso, che questa prova insegnerà qualcosa di importante, ci farà conoscere meglio noi stessi. Pensiamo di trovarci in un labirinto che ha certamente una via d'uscita e cerchiamo tutti gli strumenti che ci possono aiutare a trovarla, come il famoso filo che ha salvato Teseo.
Una volta passato il momento di buio, di sofferenza, una volta risolto il problema, ci ritroveremo arricchiti da questa prova, con una consapevolezza nuova, probabilmente cambiati, capaci di vivere con più significato la nostra vita e pronti ad affrontare nuove prove: altri incontri, altre prospettive, altre situazioni, altro labirinto, altre scoperte della nostra vera natura.

La vita umana è di fatto costituita da una serie di prove iniziatiche; l'uomo si forma grazie a una serie di iniziazioni coscienti e incoscienti. E così, nella maturità della vita, guardando il nostro percorso scopriremo che nulla è a caso, che tutto è servito per farci crescere, per farci capire.

I combattimenti e le lotte che dobbiamo affrontare possono anche essere visti come nelle arti marziali. Nel *Taiji quan* l'avversario ci obbliga a fare un lavoro su noi stessi: ci rallenta, ci contiene e quindi ci stimola a sprigionare nella massima rilassatezza tutte le energie possibili psichiche e fisiche per lottare. Nella nostra vita ogni forza contraria, ogni avversario, ogni avversità giocano questo ruolo.
Le prove sono ciò che rendono l'uomo capace di progredire nel suo cammino e di divinizzarsi. Questo è vero non solo per la cultura cinese antica che dall'embrione spirituale era capace di far nascere, grazie alla trasformazione della sua essenza materiale, l'uomo immortale, ma anche per la cultura giudaico-cristiana. L'uomo è costituito a 'immagine' di Dio ed è chiamato a prendere coscienza di questo per realizzare sempre di più la somiglianza con Lui. Le prove e le sofferenze hanno il potere di ri-orientarci verso il nostro destino, che è ubbidienza al disegno di Dio. Quando lo si capisce non si lotta più contro le prove, ma con esse per il cambiamento di noi stessi.

Ah la Virtù dell'Origine come va in profondità
E come va lontano
Come va sino al rovesciamento degli esseri
E li dispone infine alla grande Obbedienza[78].

Se così viviamo le prove, ciò che ostacola, che è arduo e difficile, *nan*, si capovolge nel suo opposto, *yi*, facile, semplice, naturale, come diventa la vita per chi vive il suo continuo fluire nel cambiamento.

Imparare a lasciar fluire la vita: il Cambiamento - *Yi*

易

Yi – Ricci 5333: cambiamento, modificazione, differente. Facile, semplice, stabile. In filosofia: il cambiamento primordiale.

Molti sono i termini che in cinese designano il cambiamento, perché i Cinesi, grandi osservatori, sin dai primordi hanno capito che il cambiamento è parte integrante della realtà. Per il pensiero cinese antico la realtà è appunto formata da un'energia sottile (*qi*) in continua trasformazione secondo le leggi cosmiche di alternanza dello *yin* e dello *yang*[79]. Tutto ciò che accade nell'universo come nell'uomo dipende da queste continue trasformazioni e cambiamenti di energia. Anche la verità ontologica dell'uomo è la mutazione: la prima è quella per cui l'uomo entra alla vita e prende una forma, e l'ultima, con la morte, è quella per cui lascia la forma e ritorna nell'Uno indifferenziato.
I Cinesi chiamano la permanenza nel cambiamento, il movimento che non cessa mai e che si opera senza sforzi, *yi*[80]. Per questo il Classico (*jing*) che lo descrive porta il nome di *Yijing*. Questo capolavoro della cultura cinese è un'opera del tutto unica e affascinante, summa del pensiero cosmologico e sapienziale e nello stesso tempo libro di vita che espone tutta la visione cinese dei movimenti dell'universo e del loro rapporto con l'esistenza umana. Antichissimo, risale all'XI secolo a.C.; è chiamato anche *Zhouyi, Libro delle Mutazioni degli Zhou* (dinastia che regnò dal 1121 al 256 a.C.).

Se i Cinesi hanno accordato una così grande importanza al concetto di cambiamento questo è dipeso dal fatto che, nell'idea che se n'erano fatti, c'era di più della semplice constatazione della successione e dell'alternanza delle stagioni, della brevità della vita umana, dell'impermanenza di tutte le cose, elementi di saggezza comunque presenti in tutte le culture. La sua preminenza è dipesa dal ruolo fondamentale che la divinazione ha avuto in Cina nei secoli e all'eredità intellettuale che ha lasciato. La divinazione è evidentemente una tecnica che ha a che fare con il cambiamento. Ma ciò che è particolare alla Cina è l'aver sviluppato, soprattutto con la tecnica degli esagrammi del *Libro delle Mutazioni*, «una divinazione sapiente che mirava a riprodurre delle situazioni, delle configurazioni cosmiche o strategiche, direttamente leggibili e interpretabili»[81], strettamente legata alla filosofia, intesa come arte del saper vivere bene.

Yi come aggettivo significa facile, semplice e arriva a significare stabile. Se pensiamo all'alternarsi del giorno e della notte, al succedersi delle stagioni, del bello e del brutto tempo, tutto è alternanza, ma

questa alternanza è stabilità secondo cicli che l'uomo conosce. Come forma verbale *yi* indica un processo di cambiamento che è simboleggiato dallo stesso carattere che rappresenta un camaleonte.
Nulla di più facile della mutazione, perché essa è iscritta nell'ordine naturale delle cose: un essere vivente non è mai definito o definitivo; contiene in sé il principio della sua trasformazione.

> La vita che genera la vita, questo è il cambiamento[82].

Ma l'uomo ha sempre paura del cambiamento, forse perché inconsciamente richiama la morte e la paura di morire, forse perché sempre richiede fatica, il lavoro di trovare un nuovo equilibrio dentro di sé e nella relazione con gli altri. Spesso si soffre perché non si sa morire a se stessi e dar vita al cambiamento.
Ma le trasformazioni che nascono in noi, che ci incalzano perché le sentiamo necessarie, quelle che la vita ci presenta e talora non desideriamo affatto, a volte ci opprimono e combattono dentro di noi. Per questo l'uomo di tutti i tempi ha talvolta desiderato conoscere i cambiamenti che riguardano la sua vita per prepararsi a riceverli, per anticiparli, ritardarli o possibilmente evitarli.
I Cinesi, grandi osservatori, hanno cercato di dare un senso positivo al fatto che il mondo nasce e muore ogni giorno e dalla paura del cambiamento e della trasformazione che è insita in ogni uomo hanno dedotto un ideale per l'esistenza che è fiducia nella vita: le trasformazioni non sono solo il modo con cui le cose possono sopravvivere, ma sono il mezzo perché l'uomo possa mettere a prova il suo equilibrio, ricerchi il significato della vita, si ponga le domande giuste che sono la vera molla al cambiamento.
Nulla di statico e di fissato una volta per tutte. Ogni cosa, ogni essere vivente, è in continua mutazione. Pensiamo solo ai cambiamenti che il nostro corpo subisce e come accettiamo con fatica di invecchiare. Ma anche i nostri stati d'animo mutano facilmente e spesso non riusciamo a controllare le nostre emozioni. Tutto fluisce e, come dicono i pensatori cinesi, non ci si può attaccare all'acqua che scorre. L'acqua, immagine cara alla saggezza taoista, segue il suo corso naturale, aggira gli ostacoli senza modificarli e raggiunge il suo fine, il mare, mentre l'uomo non cessa di fare resistenza, di fare barriera al fluire imprevedibile della vita.

Forse sarebbe utile domandarsi quante energie spendiamo per contrastare il cambiare delle cose e delle situazioni e quanto rimaniamo ancorati alle idee fisse che ci facciamo di noi stessi e degli altri. Sappiamo che tutto cambia e cerchiamo la permanenza e sperimentiamo la frustrazione. La realtà del cambiamento, invece di essere fonte di speranza, di gioia e di libertà, diventa causa di ansia e di precarietà. È vero, non conosciamo tutto, non capiamo tutto, non sappiamo bene neppure chi siamo. E allora lasciamo che la Vita possa irrompere nel nostro cuore secondo un disegno che non è il nostro; accettiamo ogni giorno, con tutta l'imprevedibilità che esso comporta, come un dono incalcolabile che porta un accento nuovo al compimento del nostro destino.

Come ci insegnano i commenti agli esagrammi dell'*Yijing,* la situazione del momento, anche se negativa, non è mai da leggersi tragicamente ma solo come un passaggio obbligato per la nostra evoluzione. Questo Classico della cultura cinese insegna all'uomo di oggi sempre più privo di identità, incapace di rileggere i dati della sua vita a partire dai valori religiosi e filosofici, all'uomo sempre più abbrutito dal suo materialismo, frustrato dal suo efficientismo, all'uomo occidentale sempre più 'inquinato' nel corpo come nella mente, il valore di certi concetti della filosofia cinese antica. Primo tra tutti il ricercare la conoscenza di sé e la padronanza della propria interiorità: l'uomo 'nobile' non diviene schiavo delle cose e non compromette la sua armonia interiore per soddisfare i suoi desideri. L'uomo vero, il Santo, è un uomo che è consapevole di essere Uno con il *Tao* e con tutta la realtà vivente e quindi con tutte le sue mutazioni: è perciò capace di rispondere in modo positivo ai cambiamenti che gli sono chiesti e nello stesso tempo di richiamare al cambiamento. Nell'ottica cinese è infatti deleterio tutto ciò che ostacola la vita e quindi la circolazione dell'energia, tutto ciò che tende a irrigidirsi in schemi, a sclerotizzarsi in forme determinate.

> Il Santo risponde ai cambiamenti e si piega ai cicli del tempo, agendo al momento giusto e adeguandosi alle situazioni. Attraverso mille movimenti e diecimila cambiamenti, il suo *tao* resta uno[83].

Questa esigenza di adattarsi al cambiamento si traduce in primo luogo nella nozione di opportunità (*shi*) che vede nel tempo non uno scorrere regolare di ore, ma un processo costituito da momenti più o meno favorevoli. Di fronte alle difficoltà e agli impedimenti «il nobile si volge verso la propria persona e coltiva il suo carattere» (esagramma 39), non agisce, ma attende il momento opportuno: il saper pazientare non è tempo buttato, ma è porre le basi per una costruzione più solida per il futuro.

Sapersi ritirare nelle situazioni come nei rapporti è una strategia valida che porta alla vittoria; non è una fuga, ma evitare lo scontro frontale e attendere il momento propizio (esagramma 33). Infatti, come dice il *Tao Te King*, «una burrasca non dura una mattina intera, un acquazzone non dura sino alla fine del giorno»[84]; i momenti negativi non sono che un passaggio voluto dal Cielo e insegnano sempre qualcosa.

Il Libro delle Mutazioni palesa soprattutto un altro cardine del pensiero cinese antico, l'attenzione a ciò che è ancora in germe: il futuro è già nel presente sotto forma di segni impercettibili. Questo permette di prevedere le situazioni e di poterle rettificare. Una situazione è sempre prefigurazione di quello che sarà.

> Lo stolto non vede neppure ciò che è compiuto, il saggio vede ciò che non è ancora in germe[85].

Per questo uno dei pilastri della medicina cinese, come vedremo, è quello della prevenzione: il medico 'santo' cura la malattia prima che si sia manifestata.

> Ciò che è in riposo è facile da tenere
> Ciò che è latente è facile da prevenire
> Ciò che è ancora fragile è facile da spezzare
> Ciò che è ancora trattenuto è facile da disperdere
> Agire su ciò che non è ancora
> L'ordine si instaura prima che scoppino i disordini
> L'albero che si può stringere tra due braccia
> Proviene da una impercettibile crescita
> La torre a nove piani
> Cresce da un semplice poggio
> Il viaggio di mille leghe

Inizia al primo passo
Stai attento al termine come al germe
Mai conoscerai l'insuccesso
La vigilanza dall'inizio alla fine evita la perdita[86].

Questi sono solo alcuni dei tantissimi insegnamenti racchiusi nell'*Yijing* che insegnano a capire che cosa sia il mutare, il trasformarsi, e dove questo può portare. È proprio del Santo, dell'uomo che ha raggiunto la saggezza, percepire i segni dei tempi, cogliere il principio che regge ogni situazione e rispondervi infallibilmente nel modo più appropriato.

Il viaggio al cuore di se stessi

Gli antichi pensatori cinesi, come Socrate, ritengono che il primo passo verso la ricerca della felicità consista nella conoscenza di sé. Per scoprire l'essenza dell'Io suggeriscono un cammino interiore con tappe precise, formate da parole chiave da scoprire e da risignificare: ricercare il proprio Centro (*zhong*), sapere scendere nell'intimo sino nel profondo del cuore (*xin*), ritrovarvi la propria natura (*xing*) e le proprie radici (*ken, ben*), in modo che sia possibile portare a compimento il proprio destino (*ming*).

La vita è percepita come un flusso che rifluisce verso la sorgente: abbandonarsi a questo flusso è la felicità; per i taoisti è essere Uno con la vita stessa dell'universo. Questo cammino verso la sorgente della vita alla ricerca della felicità non deve essere un ripiegamento su se stessi, ma semplicemente il farsi attenti al Mistero che ci costituisce; per iniziarlo occorre penetrare sempre di più nella profondità del nostro essere. L'immagine taoista è chiara:

Tappate gli orifizi
Chiudete le porte
Passate dalla luce esteriore alla luce interiore[87].

La comunicazione con il *Tao* si stabilisce non appena cessa l'interferenza con il mondo circostante. Una volta che gli orifizi (occhi, bocca, orecchie) sono chiusi, i sensi non sono più sollecitati dagli oggetti esterni; il cuore tranquillo e sereno può aprirsi a una conoscenza nuova. Per questo le tradizioni taoista e buddhista per accedere alla propria interiorità suggeriscono la meditazione. Meditare si dice *tso wang*, che significa 'sedersi nell'oblio del tutto', facendo il vuoto interiore. La posizione seduta è quella che più di tutte aiuta a prendere coscienza dello spazio interiore. Meditare e 'stare seduti al cuore di se stessi', possedendosi nella pace[88].

La ricerca del proprio Centro - *Zhong*

中

ZHONG – *Ricci 2719: centro, mezzo, mediano; giusto mezzo, giusta misura, rettitudine, moderazione.*

La cultura confuciana e taoista insegnano che l'uomo per realizzarsi ha bisogno di custodire il Centro e di rimanerne saldamente ancorato.

Il concetto di Centro, con il suo simbolismo, è uno dei temi fondamentali di tutte le culture tradizionali. Il Centro è il 'luogo' per eccellenza in cui il sacro si manifesta completamente. Molti miti di diverse culture dicono che nell'alta antichità le comunicazioni con il Cielo erano facili e naturali e che poi, in seguito a errori commessi dall'uomo, si sono interrotte. Solo alcune persone carismatiche, come i sovrani, i sacerdoti, gli sciamani, riuscivano a ristabilire le comunicazioni con il divino in un luogo sacro che diveniva il Centro.

Per analizzare il concetto di Centro può essere utile partire dall'analisi etimologica dei caratteri gioia (*xi*) e felicità (*le*).

La gioia, *xi* 喜, e la felicità, *le* 樂, hanno in comune la rappresentazione di un tamburo. In *xi* una mano batte la pelle di un tamburo; in *le* un grande tamburo su un piedestallo è posto tra campane e litofoni.

Nell'antichità il suono del tamburo, richiamando soprattutto i riti degli sciamani che avevano il compito di guarire e di procurare alla

comunità ciò di cui aveva bisogno, aveva un significato liberatorio e propiziatorio. I tamburi, infatti, inducevano con il loro suono lo stato di trance durante il quale lo sciamano comunicava con la divinità e chiedeva aiuto per gli uomini. In molte tradizioni orientali, tra i riti iniziatici degli sciamani c'era l'ascensione all'Albero Cosmico. La scalata di un determinato albero, ritenuto sacro, simboleggiava l'ascensione al Cielo. Si credeva che in cima a questo albero gli sciamani ricevessero dalle mani di Dio tre rami per costruire le casse dei tamburi. Da qui il valore religioso e il simbolismo del suono del tamburo: percuotendolo, in stato di estasi, lo sciamano si trovava proiettato ai piedi dell'Albero del Mondo, al Centro, dove poteva incontrare la divinità, gli spiriti celesti oppure i defunti[89]. Dall'analisi dei caratteri che designano la felicità si potrebbe, così, ipotizzare che anche in questo ambito culturale la felicità era collegabile con l'incontro con il sacro.
Il Centro era ritenuto il punto di interconnessione tra gli Inferi, la Terra e il Cielo disposti lungo lo stesso asse, l'Asse del mondo, simboleggiato dalle Montagne sacre, dall'Albero cosmico, dal Pilastro del mondo, tutti situati al Centro. Città, palazzi, templi, quando erano considerati dei Centri del mondo, non erano altro che repliche simboliche di questo, punti di incontro tra il Cielo e la Terra.
Il Taishan, la 'Grande montagna', è la più celebre montagna della Cina, paragonabile al monte Fuji in Giappone. È una delle Nove montagne, una delle Cinque cime sacre. Ogni anno è visitata da milioni di persone che vi si recano in pellegrinaggio.
Nella letteratura, il Taishan, per la sua altezza e per la sua funzione mistica è anche il simbolo di un atteggiamento morale fatto di nobiltà, grandezza, magnanimità, liberalità, ma vive nella coscienza degli uomini come simbolo del Centro per l'ascensione al Cielo.

> Il monte Tai non si abbasserebbe a distinguere buoni e cattivi.
> È questa la sua grandezza. La sua virtù è grande: porta il Cielo sul dorso, è il Pilastro del mondo[90].

L'uomo dell'antichità costruiva degli spazi sacri come Centri per inserire il sacro nello spazio profano. Questa costruzione diventava quasi una cosmogonia, una costruzione del mondo. Così l'Imperatore cinese, figlio del Cielo, aveva il suo trono al Centro del palazzo imperiale, che si trovava nel Centro della capitale, al Centro dell'Impero di Cina, ritenuta, come significa il suo nome, il Centro del mondo. Esattamente come per gli ebrei il tabernacolo del Santo dei Santi si trovava nel cuore del tempio, che era a sua volta nel Centro di Gerusalemme, di Sion, che era il Centro della Terra di Israele, che era il Centro del mondo.

Ma questo concetto che vive a livello universale, vive anche quando si parla dell'uomo[91]. Il Centro dell'uomo è il punto di incontro con il sacro e poiché per le culture tradizionali il sacro è l'unica cosa che è veramente reale, questo Centro è ciò che è capace di riportare l'uomo alla sua realtà integrale. Il desiderio di ritrovarlo è radicato nel cuore dell'uomo di tutti i tempi che ricerca questo luogo unico in cui è possibile comunicare con il Cielo. Ma, come spiegano tutti i miti delle culture antiche, il cammino interiore per raggiungere ciò che dà significato alla propria esistenza e ridenomina la verità di sé è lungo, disseminato di ostacoli e prevede il superamento di una serie di prove che si potrebbero chiamare iniziatiche, cioè che richiedono la morte e la resurrezione a vita nuova del neofita. Questo cammino è ben rappresentato nella nostra cultura dal viaggio di Ulisse per raggiungere Itaca.

Il Centro, sia che sia simboleggiato dall'Albero cosmico sia dalla Montagna sacra, è sempre di difficile accesso; di norma si trova in luoghi inaccessibili ed è custodito da mostri. Giungere sino ad esso equivale a una conquista eroica o mistica dell'immortalità.

Gli stessi pellegrinaggi ai luoghi sacri seguono itinerari difficili e richiamano le tribolazioni dell'asceta sempre alla ricerca del cammino che lo conduca a se stesso, al Centro del proprio essere. La strada è perigliosa perché porta a fare il passaggio dal profano al sacro, dall'effimero e dall'illusorio alla realtà e all'immortalità.

Per dare inizio a questo cammino bisogna porsi le giuste domande. Mircea Eliade riporta a questo proposito il mito europeo della leggenda di Parsifal e del re pescatore. Il vecchio re, detentore del segreto del Graal, era paralizzato da una malattia sconosciuta. Tutto intorno a lui andava in rovina: il palazzo, i giardini, il borgo. Gli animali non si riproducevano più, gli alberi non davano più frutti. Nessuno riusciva a guarirlo, nonostante il continuo afflusso di persone. Un giorno arriva al castello un cavaliere di nome Parsifal, che, senza molte cerimonie, va direttamente dal re e gli chiede dove sia il Graal. Ed ecco che tutto all'improvviso riprende a vivere e il re,

guarito, si alza dal suo giaciglio e tutto si ricostruisce e si ricostituisce. Il Graal, come vedremo, è pure un simbolo del Centro. Questo mito europeo racchiude alcuni importanti insegnamenti: il primo è che esiste una stretta relazione tra la salvezza dell'uomo e la vita della natura e dell'universo; il secondo, e fondamentale, è che basta porsi il problema della salvezza, basta porsi la 'questione centrale', perché la vita inizi a rigenerarsi e il primo passo del cammino interiore venga compiuto.
Tutte le tradizioni estremo-orientali parlano di Centro in ogni persona come del punto in cui risuona e si trova riflesso il Principio ultimo, per i Cinesi il *Tao* trascendente.

> Il Centro è il grande fondamento dell'universo, l'armonia ne è la Via universale. Quando Centro e armonia sono al loro massimo, allora il Cielo/Terra troverà il suo posto e i Diecimila esseri il loro nutrimento[92].

Il Centro appare come la legge stessa del *Tao*. In quanto potenza che agisce, è il fondamento costitutivo dell'universo e nello stesso tempo il modo di funzionare. Senza di lui il *Tao* non sarebbe in grado di generare la vita e, *a fortiori*, di assicurare la sua perennità e le sue trasformazioni nell'armonia. Principio di costanza nella giustezza, è lui a mantenere l'energia vitale nella sua integrità e nella giusta misura; è in lui che sono conservate tutte intere le virtualità degli esseri così come le loro promesse di trasformazioni[93].
Se con il taoismo la nozione di Centro ha una sfumatura più cosmica e universale, per i confuciani ha un significato più morale. Il cerchio esprime il movimento di rotazione a cui sono sottoposte tutte le realtà che hanno una forma; tutto muta e c'è soltanto un punto che rimane fisso e immutabile: il Centro. Esso perciò, nel suo aspetto di fissità, simboleggia il riferimento costante dell'uomo.
Così è resa la nozione di Centro dalla scuola confuciana in uno dei suoi Quattro testi canonici: *Zhongyong, L'Invariabile Centro.*

> Il Centro è la diritta via per tutti gli esseri e la costanza è la legge invariabile che li regge. Questo trattato contiene gli insegnamenti morali dati a viva voce da Confucio e trasmessi dalla sua scuola[94].

Qualunque sia la sfumatura con cui lo si vuole colorare, il significato di Centro è racchiuso nel carattere con cui i Cinesi lo hanno rappre-

sentato.
Il carattere *zhong* raffigura un bersaglio quadrato. Abbiamo dipinti antichi di scene di tiro con l'arco, in cui il bersaglio era un quadrato, suddiviso internamente in altri quadrati. Il carattere *zhong* designa la freccia che colpisce il bersaglio nel centro e vuol dire centrare esattamente il bersaglio[95].

Se una persona trova il suo Centro, centra il bersaglio della sua vita, perché ha una percezione esatta della realtà; il suo agire diventerà un saper-fare che è saper-essere. L'uomo compie così il suo destino e raggiunge la Lunga Vita garantita solamente a chi, fra tutti i saperi, trattiene quello che, unico, rende il fare espressione e pienezza dell'essere.
Ma per trovare il suo Centro l'uomo deve partire dal suo cuore, che pure è un simbolo del Centro.
Il cuore dell'uomo è dilaniato da forze opposte: una centripeta, il desiderio di scendere in noi stessi, nel nostro cuore inabitato dall'Altro, qualsiasi sia il suo nome, e di spalancarci al Mistero, e tutte le forze centrifughe che ci portano all'esterno, nella rincorsa per soddisfare tutti gli altri desideri che sono limitati.
Saper trovare il proprio Centro e custodirlo[96] è per la filosofia cinese tenere in mano la propria vita e accedere al 'possesso di sé'.

Lo spazio sacro del Cuore - *Xin*

心

Xin - Ricci 4493: cuore, centro. Cuore considerato come sede del pensiero e della vita affettiva e morale.

In molte correnti di pensiero l'interiorità dell'essere umano, il Centro della sua personalità, è rappresentato dal cuore. In tutte le culture tradizionali e nelle medicine antiche l'attività psichica e mentale dell'uomo non è riferita al cervello, ma al cuore che è, a tutti gli effetti, il Centro fisico, psichico e spirituale dell'uomo. La simbologia legata al suo significato, al suo ruolo, è ricca in tutte le culture. Nei geroglifici egiziani, dove l'immagine rappresenta ciò che la parola designa, il cuore è raffigurato da un vaso. Nelle tradizioni vediche il cuore è rappresentato da un triangolo con la punta verso il basso, disegno schematico di una coppa. Essa conteneva una bevanda d'immortalità, l'*amrita*[97], a significare che il cuore è il luogo in cui l'uomo può attingere per trasformarsi e raggiungere l'immortalità. Il cuore dell'uomo è infatti il vaso o la coppa in cui la vita, grazie al sangue che contiene, viene continuamente rigenerata. Lo stesso *athanor,* fornello dove avvenivano le trasformazioni degli alchimisti, è di fatto un vaso; in esso il fuoco, mantenuto sempre vivo, richiama il calore vitale del sangue del cuore. Nella cultura celtica, nella leggenda del Sacro Graal, la coppa che contenne il sangue di Cristo trafitto in croce è simbolo del cuore stesso di Gesù. Ovunque il cuore è considerato il Centro dell'essere, centro nello stesso tempo umano e divino.

L'antico pittogramma cinese che designa il cuore  è una sua raffigurazione stilizzata: in alto il pericardio aperto, al centro l'organo, in basso un abbozzo dell'aorta.

I testi antichi di medicina attribuiscono al cuore il ruolo di sovrano.

> Il cuore è il Signore degli organi e dei visceri: è la residenza degli *Shen*[98].
> Il cuore ha la carica di Sovrano e di Maestro; diffonde lo splendore degli *Shen*[99].

L'immagine del sovrano è un altro esempio del fatto che l'uomo nella cultura cinese è strettamente correlato non solo con l'universo ma anche col corpo sociale in cui è inserito. L'imperatore cinese, Figlio del Cielo, manifestazione visibile della sua autorità, rispecchiando la volontà del Cielo, le sue leggi cosmiche e universali, rappresentava l'incarnazione umana dei modelli possibili di saggezza e di virtù. In medicina cinese, il cuore, sede degli *Shen*, degli Spiriti, illumina le coscienze e richiama l'uomo al suo destino. In quanto sede degli *Shen*, il cuore controlla i processi vitali dell'intero organismo, coordinando le attività di tutti gli altri organi ed è responsabile dell'attività mentale e della vita emotiva e affettiva della persona, dei sentimenti e dei processi con cui ne prende coscienza. *Shen* designa i fenomeni dell'attività sia conscia sia inconscia dell'uomo.

Oltre a questo il cuore, per il pensiero cinese, ha anche il compito di «prendere in carico esseri e situazioni»[100]. Il carattere che esprime questo concetto è *ren* 任 (Ricci 5549), che è scritto in *pinyin* come il carattere *ren* uomo 人 e *ren* 仁 umanità. A sinistra compare il radicale di uomo; a destra il carattere è capovolto: 卅 (alcuni caratteri più larghi che alti, per occupare meno posto, venivano resi dagli scribi verticali). Il tratto centrale designa un uomo che ha sulle spalle un paranco a cui sono attaccati due fardelli che sono in equilibrio.

Se a questo carattere si aggiunge il radicale *nu*, immagine di una donna, 女, si ottiene il carattere *ren* (Ricci 5554) 妊, che significa donna incinta. La presa in carico diventa procreazione, il portare a compimento qualcosa di cui abbiamo la responsabilità; ma per 'portare', 'sup-portare' ci vuole equilibrio.

任　　妊

Ren - *Prendere in carico*　　Ren - *Donna incinta*

La prima responsabilità dell'uomo per la cultura cinese antica è portare a compimento i giorni affidati a ciascuno dal destino con un giusto 'com-portamento', non disperdendo le energie vitali, non sovraccaricando il cuore di pesi inutili o nocivi. Dal cuore, infatti, dipendono felicità o infelicità, salute e malattia, longevità o morte prematura. Avendo ben chiaro il ruolo fondamentale che il cuore ha nell'uomo e sapendo quanto le emozioni negative possono nuocere alla salute psicofisica, la medicina cinese richiama insistentemente alla sua salvaguardia.

> Quando il cuore è in preda all'apprensione e all'ansia, a pensieri e preoccupazioni, si ha un attacco agli *Shen*. Una volta che gli *Shen* sono colpiti, sotto l'effetto del timore e della paura, si perde il possesso di se stessi, le forme arrotondate del corpo divengono scarne, i capelli si spezzano. Tutto si deteriora e si hanno i segni della morte prematura[101].

L'uomo in buona salute è l'espressione dello stato florido dei suoi

Shen: la gioia di vivere, sentimento strettamente correlato al cuore, inonda l'uomo e lo porta a vivere in pienezza la sua vita.
Come vedremo in seguito, i testi antichi di filosofia formularono l'"Arte del cuore' come capacità di restituire al cuore il suo ruolo di sovrano e permettergli di regnare sull'individuo e il 'Vuoto del cuore' come mezzo perché questo riflesso dello spirito del Cielo, che è lo spirito dell'uomo, lo animi e diriga le sue azioni. Se il cuore è vuoto e tranquillo, gli *Shen* eleggono il cuore a loro dimora. Qualunque sia la forza delle sollecitazioni esterne, essi restano nel cuore. Se il cuore è ansioso, agitato, in preda alle passioni, gli *Shen* si spaventano e si disperdono, lasciando l'uomo disorientato, squilibrato. Questa può essere considerata una metafora, ma è certamente un quadro molto realistico di quanto sperimentiamo nella realtà di tutti i giorni, quando cadiamo preda di stati emotivi negativi.
Anche a livello spirituale, il cammino ascetico, il cammino interiore alla ricerca della verità di sé e della felicità, parte dal cuore. Esso è il centro che illumina e compenetra la totalità dell'uomo e nello stesso tempo è nascosto nel suo intimo. Il 'conosci te stesso' si rivolge a questa profondità: entra in te stesso e trova la realtà che ti trascende. Il cammino interiore è diverso per le varie correnti filosofiche cinesi, ma tutti partono da qui.

> Ci sono affari senza profitto?
> Sono quelli da cui il cuore non trae alcun profitto.
> C'è un luogo senza pace? È il cuore quando non è in pace.
> Al Centro del cuore vi è ancora un cuore[102].

Il 'cuore nel cuore' è la profondità ultima del cuore, che nello stato di vuoto è in grado di permettere le esperienze mistiche più significative. Per i taoisti scendere nel proprio cuore e saperlo mantenere vuoto sono i preliminari per entrare il relazione con il *Tao* stesso, riflesso nel cuore di ciascuno. Per i confuciani, che con Mencio credevano alla natura buona dell'uomo, occorre prima di tutto ritrovare il proprio cuore per ritrovare la verità di se stessi.

> Il cammino della saggezza consiste nel ritrovare il proprio cuore nascosto e nulla d'altro[103].

Nel buddhismo zen occorre vuotare il proprio cuore per scoprire la propria natura che è la natura stessa del Buddha. L'uomo, infatti, è definito dal contenuto del proprio cuore, dall'oggetto del suo amore. L'uomo è un essere per così dire 'visitato': la verità lo abita e lo plasma dall'interno. La sua relazione con il contenuto del suo cuore costituisce non solo la sua coscienza morale, ma anche la sua forza interiore ed è la possibilità stessa perché acceda alla felicità.

Il passaggio dal cuore alla Natura - *Xing*

性

XING - Ricci 4530: natura, disposizione naturale, natura profonda; natura propria, dotazione innata: virtù o qualità naturali.

All'uomo che decide di fare un cammino di ascesi è chiesto di imparare a liberarsi delle cose esteriori della vita e di penetrare nel proprio intimo, nel suo cuore. Allora la coscienza di sé e del suo compito si approfondisce e scopre la sua 'natura', il fondamento del suo essere, che lo fa capace di spalancarsi all'infinito, sia esso rappresentato dal Cielo, dal *Tao*, dal Vuoto, dal Nirvana, dalla Natura di Buddha. Questo è il processo tracciato dalla saggezza cinese antica: risalire verso la sorgente, dal cuore (*xin*) alla natura (*xing*) e dalla natura all'Assoluto. Nelle filosofie o religioni orientali questo assoluto è percepito come impersonale e quindi l'Io non può entrare in relazione con esso tramite un rapporto d'amore personale. Si può avere un'esperienza dell'Assoluto, unirsi ad esso misticamente, ma senza amore; non avviene come nel cristianesimo dove la relazione dell'uomo con Dio, una relazione io-tu, incomincia e si compie nell'amore.

Il carattere cinese che significa natura *xing*, è formato a sinistra dal carattere cuore scritto verticalmente e a destra dal carattere vita: un arbusto si eleva e cresce dal terreno con potenza. L'aspetto di forza è dato dalla specie di apostrofo posto sulla sinistra del carattere; esso

indica un germoglio che cresce un po' di più rispetto al crescere normale della pianta.
L'essere vivente ha la 'virtù' per elevarsi verso il Cielo, per crescere dispiegando i suoi rami e sviluppando il suo essere nella misura in cui è ben ancorato alle sue 'radici' e può attingere alle risorse della terra. La vita è la corrente che anima l'universo e che fluisce in ogni essere umano con la stessa potenza del cosmo; è la sorgente che zampilla nel cuore dell'uomo.

> Colui che va sino in fondo al suo cuore
> Conosce la propria natura d'uomo
> Conoscere la propria natura
> È infine conoscere il Cielo[104].

Una ricerca in profondità al cuore di se stessi porta, nelle tradizioni orientali, alla conoscenza della 'natura' comune di tutto ciò che esiste. L'uomo non può essere tale se non realizza questa relazione con il Cielo, che non è però un Dio personale, ma è ciò che lo fa essere ciò che è. Mancherebbe infatti la dimensione cosmica così fondamentale per il pensiero orientale. Se compie questo cammino interiore l'uomo coglie in se stesso una vita che lo mette in relazione con tutto ciò che vive.
Per i confuciani il cammino alla ricerca della propria natura è un cammino attivo che dipende dall'impegno personale che l'uomo profonde per studiare, migliorarsi e portare a compimento i propri talenti e le capacità del proprio cuore.
Per i taoisti è riscoprire il principio stesso del *Tao* che opera in tutti gli esseri e li rende partecipi all'armonia stessa dell'universo; così per fare l'esperienza della propria natura l'adepto ricerca nelle pratiche ascetiche la comunione con esso, presente in ogni uomo, perché è il principio infinito che anima e trascende tutta la realtà.
Per la nostra cultura giudaico-cristiana quando Dio crea l'uomo-Adamo gli infonde il soffio divino e lo fa diventare anima vivente capace di spiritualizzarsi. La nostra natura è di essere fatti a immagine e somiglianza di Dio. Il compito di ciascuno di noi è quindi diventare la persona che in potenza siamo, scoprire il Nome segreto che ci è stato dato. Conoscerlo è divenire sempre più somiglianza di Dio: nel cammino ascetico l'uomo diviene per grazia quello che Dio è per

natura, che equivale a dire che chi compie il suo cammino di spiritualizzazione per così dire si divinizza[105].
In molte culture antiche, trovare la propria natura è divinizzarsi: i taoisti erano capaci di voli estatici, di uscire dal loro corpo, di guarire, di decidere il giorno e l'ora della propria morte, di accedere alle isole Penglai, paradiso di immortalità, così come le persone cristiane, che vivono di Dio e diventano Santi, erano capaci di levitazioni, di trasfigurarsi in luce, di compiere miracoli, di esorcizzare il male. Tutti, comunque, sono ed erano uomini che hanno portato a compimento la propria umanità, riflesso vivente del Mistero.
Il cammino che porta a scoprire la propria Natura come esseri capaci di relazionarci con l'Assoluto è anche, come dice il secondo significato di questo carattere, il cammino che porta a scoprire la nostra natura personale, i nostri talenti, le nostre risorse che certamente hanno a che fare con le nostre radici.
A questo proposito c'è un bellissimo brano di un filosofo taoista che parla di Confucio e dei suoi discepoli. Un giorno passeggiando lungo un fiume vedono un uomo che si lancia da una cascata poco sopra e scompare nelle acque. Preoccupato Confucio ordina ai suoi discepoli di correre verso di lui per cercare di salvarlo. Ma poco dopo questo uomo riemerge dalle acque del fiume e inizia tranquillamente a nuotare. Confucio gli si avvicina e, appena esce dall'acqua, lo interroga per sapere come ha fatto a fare una tale prodezza. Costui gli risponde:

> «Sono partito da un dato riguardante la mia origine, ho sviluppato la mia natura e ho perseguito il mio destino. Mi immergo con l'acqua che cade ed emergo, seguendo l'onda. In questo modo seguo il *Tao* dell'acqua senza imporre il mio Io, è così che nuoto». Confucio allora gli chiese che cosa volesse dire partire da un dato originale, sviluppare la propria natura e raggiungere il proprio destino. L'uomo rispose: «Io sono nato su queste colline e quindi sono a casa mia: ecco il dato. Sono cresciuto nell'acqua e mi trovo nel mio elemento: è la mia natura. È così senza che io sappia il perché: questo è il mio destino»[106].

Trovando la nostra natura entriamo anche in armonia con il ritmo della nostra vita. Il ritmo è un equilibrio dinamico, una stabilità che è centrata su Altro. Se pensiamo alle acque dell'oceano, alle acque del grembo materno, al flusso e riflusso della marea che vive nel nostro respiro, ci rendiamo conto che tutto è armonia sempre ritrovata. Nuotando in un mare agitato occorre trovare il ritmo second la lunghezza dell'onda: le nostre potenzialità, i nostri talenti vanno sempre scoperti e riscoperti, alimentati, fatti crescere a seconda delle circostanze della vita, pena il cadere in un anonimo, noioso lasciarsi vivere. Seguendo la via interiore nella profondità del nostro essere, capiremo non solo che la vita viene da Altro, ma troveremo anche la sorgente viva della vita stessa. Nel pensiero orientale scoprire la propria natura è trovare la verità di sé, cioè la 'natura' dell'Io, che è comune a tutti gli uomini: il Cielo, l'Uno, il *Tao*, la natura del Buddha[107].

Compiere il proprio Destino - *Ming*

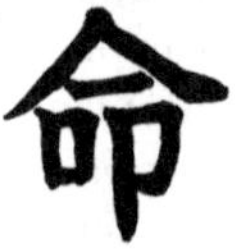

Ming - Ricci 7917: ordinare, comandare, decreto. Decreto del Cielo: sorte data a ciascuno dal Cielo che il saggio deve cercare di conoscere, fortuna, destino. Durata della vita stabilita per ciascuno. Mandato del Cielo che conferisce a un sovrano il potere assoluto.

Il carattere *ming* è uno dei più affascinanti e l'analisi etimologica conferma questa ricchezza. La parte di sinistra in basso designa una bocca; la parte di destra 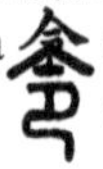 significa applicare a un ordine scritto  il sigillo  che lo rende esecutivo.

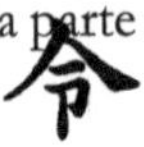

Parte di destra del carattere ming.

Nell'antichità per investire i feudatari e i funzionari di alto grado, il sovrano dava loro la metà di un pezzo di giada  e tratteneva l'altra metà che serviva come prova per il loro riconoscimento. Nel carattere *ming* è rappresentata la metà di destra, quella che veniva data ai funzionari che la usavano come insegna e come sigillo. Il sigillo era ciò che rendeva esecutivo un proclama imperiale, che rendeva tassativi gli ordini dell'imperatore. Nel suo insieme il carattere *ming* designa l'ordine per mezzo del quale il Cielo chiama l'uomo all'esistenza e gli fissa il suo destino. Se questo è vero per tutti gli uomini lo è a maggior ragione per il sovrano. I Cinesi credevano che l'imperatore fosse scelto dal Cielo in base al suo valore, alla sua 'virtù'; diveniva tale per mandato del Cielo che gli accordava la sua fiducia e la sua predilezione. Veniva perciò chiamato Figlio del Cielo. Ma quando la virtù si esauriva il Cielo mandava i segni per un cambiamento: le calamità naturali rappresentavano un avvertimento. Le inondazioni, le carestie, le sommosse popolari indicavano che il mandato del Cielo sarebbe passato a un'altra dinastia. Altrove, non si sapeva dove, un altro potere si stava preparando. Il mandato, l'elezione da parte del Cielo, sarebbe caduto su un'altra famiglia[108].

L'antico pittogramma *ming*  esprime con molta chiarezza il suo primo significato. La bocca del Cielo (sinistra) fissa le modalità della vita dell'uomo 人 tra Cielo e Terra 二.

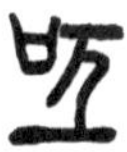

Antico pittogramma di ming.

Il *Dictionaire Ricci de caractères chinois*, dice che a livello filosofico il destino è la «base della natura propria (*xing*), fondamento della legge naturale in ciascuno». Spiega in modo dettagliato che il destino «sono le circostanze della vita nelle quali l'essere umano può esprimere la natura propria, grazie anche a uno sforzo personale». La natura rende l'uomo individuo, con un destino particolare, con un compito particolare nel mondo, che solo lui, dotato di quella 'natura', può compiere. E in questo consiste la sua felicità: nello scoprirla e nel realizzare il suo destino.

Non solo i Classici confuciani e i Quattro libri parlano di «mandato del Cielo» e di volontà celeste, ma anche i Classici di medicina che risalgono proprio a questo periodo. «Il Cielo, onorato come padre, provvisto di autorità, lodato per la sua permanenza, distribuisce le sorti, i ranghi sociali e la durata della vita.»[109]

La salute, per l'antica cultura cinese, è una responsabilità dell'uomo che deve poter vivere tutti i giorni iscritti nel suo destino. Per sottolineare questo concetto, la medicina cinese dice che il patrimonio energetico di ogni uomo prende vita e si localizza in una struttura particolare dell'organismo che si chiama appunto *Ming men*, la Porta (*men*) del destino (*ming*), la Porta della vita[110]. Esso è limitato, per cui va mantenuto integro il più possibile con uno stile di vita sano.
L'embriologia cinese dice che *Ming men* è la struttura che compare per prima nell'embrione[111]. Da un punto di vista energetico si ritiene che tutto l'organismo si sviluppi a partire da questa zona privilegiata dell'embrione, compresi i meridiani straordinari, che sono i primi meridiani a formarsi nell'uomo. Alcuni studiosi pensano che questa zona corrisponda al punto in cui lo spermatozoo penetra nell'uovo.
Nell'embrione la regione che corrisponde al *Ming men* si trova in mezzo e davanti ai reni. Il suo significato di Porta della vita e del destino dipende dal fatto che questa struttura è il luogo in cui l'energia del Cielo anteriore[112] *yuan qi* (*yuan* significa origine, radice) viene accumulata e depositata per divenire il motore propulsore della formazione e della funzione di tutti gli organi e di tutto l'organismo. La *yuan qi*, l''energia originaria', è la più importante energia dell'uomo, perché costituisce il patrimonio energetico ricevuto al momento del concepimento ed è la scintilla di tutti i processi vitali; il suo lento diminuire determina la durata della vita. In questo senso il *Ming men* racchiude il 'mandato alla vita' e la possibilità del compimento. In quanto punto di 'ingresso alla vita', nodo della formazione dell'individualità fisica e psichica di una persona, ricorda col suo nome quanto dicono i testi taoisti dei primi secoli a.C.: «La vita è entrare in missione e la morte un ritorno»[113].
La porta è il punto di passaggio dal Cielo alla Terra, dall'invisibile al visibile. *Ming men*, Porta del destino e della vita, è il luogo in cui, in ogni momento, nell'organismo umano, vi è il passaggio dalle energie del 'Cielo anteriore' a quelle del 'Cielo posteriore'[114], cioè è il luogo in cui le energie innate dell'uomo fanno da matrice allo sviluppo delle energie acquisite.
Nascere è quindi entrare non a caso nella vita, ma essere sulla terra con un destino particolare. Al momento del concepimento ci sono infinite possibilità, ma un solo individuo viene concepito e ha l'im-

printing di quando nascere, dove, da quali genitori. Individualità e destino sono intessuti nel segreto del seno materno.

Questo mandato e questo destino secondo le tradizioni antiche sono contenuti anche nel nome stesso della persona[115]. In cinese nome si dice pure *ming* (Ricci 7916). Il padre con un rituale ben preciso dà segretamente un nome simbolico al figlio. Questo nome segreto contiene il destino del bambino e il suo posto nell'universo. Anche nella *Bibbia* il nome di battesimo è icona del Nome segreto, del Nome che ogni uomo conoscerà solo diventandolo, secondo la vocazione e il destino totalmente personale iscritti in lui[116]. Egli è progetto vivente di Dio e deve decifrare questo progetto, deve decifrare se stesso e costruire il proprio destino. Così l'esistenza è la tensione verso la propria verità, è tensione alla vita.
Quando l'uomo vive con questo desiderio e fa un lavoro interiore alla ricerca della sua sorgente, accede all'illuminazione, che pure è *ming* (Ricci 7919). Questo carattere che significa luce, chiarezza, illuminazione, chiaroveggenza, in filosofia designa la coscienza lucida, da parte dell'uomo, della Via del Cielo. Quando l'uomo è consapevole del suo destino porta a chiarezza e a veridicità la sua natura; quando è capace di fare un cammino interiore accede alla chiaroveggenza come illuminazione, come possibilità di percepire l'impercettibile, come capacità di conoscere il bene, il proprio bene e quello dell'altro[117].
Ming è anche la luce interiore che viene dal Cielo e che trapela e si fa bellezza nel Santo[118], uomo che ha scoperto il suo destino *ming* e che lo ha portato a compimento. Il Santo è l'uomo che ha saputo aderire e seguire l'Altro da sé, ciò che lo costituisce, e, proprio per questo, è sorgente di luce per tutte le persone che incontra.

Avere il coraggio di divenire ciò che siamo

Scoprire la propria natura è una cosa così misteriosa che bisogna guardarsi dall'immaginarsela. La natura propria, riflesso, immagine di Altro, va al di là della conoscenza abituale. Per scoprirla occorre fare il vuoto, accedere alla propria interiorità, meditare, ricercare il Mistero che ci inabita. Ma occorre anche con molta lucidità e realismo conoscere i propri punti di forza e di debolezza, capire il compito che ci è stato dato in questa vita, guardare in faccia i propri desideri (*yu*) e lasciarli venire e andare nel più grande distacco (*jie*). Occorre scoprire le proprie radici (*ben*) e, se è necessario, risignificarle, rendersi consapevoli e desiderosi di portare a compimento il proprio destino. Così si può abbracciare la vita e realizzare la natura personale, in una parola la nostra umanità (*ren*).

Il Desiderio - *Yu*, dinamica della vita

欲

Yu - Ricci 13103: bramare, desiderare, sperare.

I testi antichi parlano di desiderio come di ciò che è insito nella natura dell'uomo. *Il Libro dei Riti,* uno dei Classici della cultura cinese che risale ai primordi (VI secolo a.C.) così afferma:

> Il cuore dell'uomo, nel primo stadio della sua esistenza, è nella calma più assoluta, esente da ogni desiderio; in questo stato il Cielo gli dà forma. Presto gli oggetti esterni agiscono su di lui e vi producono diversi movimenti; sono i desideri che si aggiungono alla sua natura primaria. L'uomo, in presenza degli oggetti esterni, ha la facoltà o il desiderio di conoscerli; quando li conosce prova sentimenti di attrazione per gli uni e di repulsione per gli altri. Se non domina questi sentimenti, si lascia trascinare verso le cose esterne, diventa incapace di rientrare in se stesso e di regolare i movimenti del suo cuore; perde così le buone disposizioni che ha ricevuto dal Cielo[119].

Tutte le correnti di pensiero cinesi hanno affrontato il tema del desiderio e ne hanno dato insegnamenti diversi. Secondo il Dizionario Ricci il termine *yu* designa sia «le tendenze naturali che permettono il compiersi della vita, sia il disordine di queste tendenze che agitano il cuore e turbano la capacità di giudizio. I desideri possono gettare l'uomo nell'esteriorità e allontanarlo dalla sua natura originaria, impedendo l'illuminazione»[120].

Il *Tao Te King*, il libro attribuito a Lao Tseu, primo filosofo taoista del V secolo a.C., sin dal primo capitolo parla di questo argomento:

Senza desiderio
Invita a contemplare il mistero
Il desiderio considera i suoi aspetti manifesti
Desiderio e Senza desiderio la stessa origine
Due nomi differenti
Sono di fatto insieme l'Origine
E di origine in Origine
La Porta del mistero meraviglioso.

Il desiderio e il non desiderio sono due aspetti della realtà che hanno la stessa origine. La posizione taoista sul desiderio e il non desiderio è diversa dalla speculazione buddhista sullo stesso tema[121]. I Cinesi hanno un grande amore per la vita e riconoscono il desiderio come una sua legge. Non lo ritengono di per sé negativo: è il grande movimento *yang* di espansione che fa «sbocciare i Diecimila esseri»; è la vita che si espande. Solo se non ci si sa fermare si rischia di perdersi[122].
Il desiderio è il desiderio naturale, è la vita che vuole vivere. La medicina cinese a più riprese parla di come sia importante nel processo di guarigione che l'uomo mantenga vivo il desiderio di vivere e che il suo *zhi*, il suo volere, sia prima di tutto quello di aderire alla vita. Ma il desiderio, come tutte le credenze e le correnti di pensiero affermano e come noi stessi spesso sperimentiamo, può portare alla perdita di sé e alla sofferenza, prima di tutto perché parlare di desiderio significa parlare di emozioni.

È la natura umana che si esprime nei desideri: attraverso i suoni, i colori, gli odori, i sapori si crea la distinzione tra ciò che essa ricerca e ciò che rifiuta. Chi dice desiderio dice emozioni. È la natura umana che si esprime nelle emozioni: attraverso il piacere, la collera, la tristezza, la gioia si crea la distinzione tra ciò che inquieta l'uomo e ciò che gli dà tranquillità[123].

L'analisi del carattere *yu* è suggestiva. A destra compare il radicale *qian* (Ricci 1647) che significa respirare a bocca aperta, restare a bocca aperta, mancare di. Etimologicamente è formato da un uomo

e, sopra, il suo soffio: una forte emozione fa rimanere a bocca aperta con il fiato corto e deglutire a fatica. Il fonema di sinistra designa una gola, una vallata in cui scendono le acque dalla cima di una montagna: è la profondità in cui qualcosa penetra. Se l'emozione è forte, il desiderio si accende e si radica nella profondità del cuore.
L'uomo che rimane all'esterno di se stesso e che non ricerca la sua autenticità trova la compensazione a tutto ciò che non scopre nel suo animo nell'avere invece che nell'essere. Così nascono i desideri che rendono l'uomo schiavo, soprattutto quando non ne è consapevole, perché il desiderio non appagato diventa causa di frustrazione e quindi di continua sofferenza. Quando si dà un'importanza assoluta agli oggetti del desiderio, si cerca di impadronirsene, sperimentando la forza distruttiva del possesso.
Per questo, nel cammino spirituale che la filosofia taoista ha tracciato per raggiungere la felicità e la serenità, occorre, come vedremo, fare il Vuoto del cuore e restare *wu yu*, 'senza desiderio'. L'uomo senza desiderio non può vivere. Che cosa intendevano allora i taoisti per *wu yu*? Il 'senza desiderio' è non restare attaccati all'oggetto del desiderio. Il desiderio viene, non lo si asseconda e questo consente ad altri desideri di venire. Allora si desidera e si resta senza desiderio: è l'immagine dello specchio che riflette tutte le realtà proprio perché nessuna si fissa sulla sua superficie.
I confuciani, che hanno un approccio molto pragmatico, ritengono che i desideri siano causa di eterni conflitti non solo interiori, ma anche sociali. Quindi per porre un freno alle bramosie del singolo pongono l'accento sulla forza educatrice e moralizzatrice dei riti.

> L'uomo sin dalla nascita ha dei desideri. Se non ottiene ciò che desidera, cerca di soddisfare i suoi desideri in ogni momento. Se cerca di soddisfarli senza darsi una misura e senza stabilire dei limiti, nasce necessariamente competizione. Questa provoca disordini. I re dell'antichità stabilirono i riti e il senso morale per regolare i desideri degli uomini e rispondere ai loro bisogni, in modo che i desideri non siano in eccesso rispetto ai beni e i beni adeguati ai desideri. Questa è l'origine dei riti[124].

Il desiderio è davvero il motore della vita, è ontologico, costitutivo dell'essere umano. Il suo etimo, che contiene la parola *sider*, stella, ricorda che siamo fatti per spalancarci all'infinito. Se non siamo capaci di iscrivere i nostri desideri in questo desiderio ultimo che è la ricerca del senso della vita e della felicità, se non riconosciamo che il desiderio vero è quello che ci spinge a ricercare il compimento di noi stessi e ci porta su questo cammino, allora i desideri limitati ci rendono schiavi e la nostra libertà si gioca e si impegna nel dare soddisfazione a questi impulsi.

E da qui nascono frustrazioni e insoddisfazioni, perché qualsiasi cosa desideriamo non riusciamo mai a possederla del tutto e, spesso, quando la possediamo, immediatamente c'è qualcosa 'di più' che vogliamo. La felicità non può essere ottenuta con il soddisfare una serie di desideri limitati.

L'uomo Santo per la cultura taoista è colui che ha capito che la felicità viene dalla ricerca e dalla sequela del *Tao*. Così non compromette la sua armonia interiore per soddisfare i suoi desideri e ha una completa padronanza della propria interiorità; il suo Centro è ben ancorato e determina il suo comportamento. Avendo fatto il Vuoto interiore, contempla l'Uno, e diviene veicolo della sua 'virtù'.

Se spogliamo il termine da connotati pietistici, anche il Santo della nostra cultura cristiana è l'uomo che ha dato risposta al suo desiderio di Infinito e ha saputo 'convertire', cioè dare un orientamento diverso ai suoi desideri particolari. La sua tensione al compimento di sé viene messa nella risposta a quanto di volta in volta riconosce come la 'volontà di Dio' nella sua vita che riconosce come disegno d'amore nei suoi confronti. L'uomo, infatti, non è l'unico artefice della sua vita, ma lo è nella capacità di seguire un cammino di realizzazione delle proprie doti, delle proprie capacità che riceve in dono, che scopre giorno dopo giorno. Nella realizzazione della sua umanità, del compito datogli da Dio, diventa segno vivente della possibilità di essere felici e creativi. In quanto portatore del significato della vita, è capace di un'energia che trasforma il reale, come avviene nei miracoli. La sua vita stessa è miracolo, segno al mondo del Mistero di felicità di cui ogni uomo è portatore.

La libertà del Distacco - *Jie*

解

Jie - Ricci 1474: slegare, sciogliere, liberarsi da, distaccarsi.

Tutte le filosofie orientali, ma non solo, fanno del distacco, e del sapersi distaccare una delle tappe fondamentali dell'addestramento che porta alla saggezza, alla serenità e anche alla realizzazione di sé.
Il carattere *jie* è molto suggestivo e la sua etimologia invita a interessanti riflessioni. Secondo il Wieger (lezione 142 B) esso designa un punzone 刀, uno strumento fatto di corna 角 di bue 牛 che serviva a disfare i nodi, a sciogliere i lacci.
I desideri ci incatenano nella loro rete, impedendo spesso un uso corretto della razionalità e causando sofferenza psichica e spirituale. Tengono l'uomo legato ai propri istinti, impedendogli di vivere e agire da uomo libero. Occorre perciò distaccarsene.

Il simbolismo del 'legare', dei nodi, ha riempito numerose pagine dei testi di storia delle religioni, perché compare in molti miti di tutte le culture e riguarda il piano cosmologico, magico, religioso, iniziatico, metafisico. Spesso l'universo è percepito come un tessuto, una trama di fili annodati che collega il Cielo, la Terra e gli uomini: nel cosmo come nella vita umana tutto è legato da un'invisibile rete e le divinità sono padrone di questi fili. Anche il destino è un filo sottile che vincola la vita dell'uomo sulla Terra. Le parche greche tessevano il destino degli uomini; lo stesso Achille «soffrirà ciò che il destino alla sua nascita ha filato per lui il giorno che sua madre l'ha messo al mondo»[125]. Il Sovrano Terribile delle mitologie indoeuropee ha solo un'arma magica che si concretizza in lacci, nodi, vincoli. Lo stesso avviene per il dio Varuna indiano, ma anche per Juppiter, per il dio nordico Odino e molti altri dèi della Tracia, del Caucaso e della Mesopotamia[126]. I loro vincoli magici sono usati contro gli avversari umani.
Mircea Eliade a proposito dei vocaboli che indicano l'azione del le-

gare fa notare che questi termini, nelle varie lingue, sono passati con il tempo a indicare il legare con la magia, lo stregare e quindi l'ammaliare[127]. La stessa parola fascino deriva dal verbo latino *fasciare*, che vuole dire fasciare, legare e il termine *ligatura* indica una legatura, ma anche l'azione di stregare e designa l'incantesimo stesso. In alcune lingue il termine 'amuleto' significa 'slegare', perché ha il potere di rompere i vincoli degli incantesimi e dei sortilegi.
Lo stesso labirinto poteva venire inteso come un 'nodo' che doveva venire sciolto e questa nozione si colloca all'interno delle dinamiche rituali di pericolo e di iniziazione. All'iniziazione del labirinto, dove si impara a sciogliere il nodo labirintico che l'anima incontra dopo la morte, corrisponde l'iniziazione filosofica il cui intento è quello di strappare il nodo dell'ignoranza e di liberare l'anima dalle catene materiali.

Il pensiero orientale è caratterizzato da questa sete di liberazione e la sua terminologia si riduce spesso a polarità del tipo incatenato-liberato, legato-slegato, attaccato-distaccato. Questo concetto, traslato sul piano della conoscenza e della saggezza, significa liberarsi dalle illusioni, dominare i desideri, strappare i veli dell'irrealtà, risolvere i nodi dell'esistenza. L'attaccamento è una concatenazione, un legame e quindi per raggiungere la libertà l'uomo deve liberarsi dai suoi vincoli. E quale vincolo più forte dell'attaccamento a situazioni, persone e cose che portano alla nascita nel nostro animo di tutta una serie di sentimenti negativi (frustrazioni, invidie, ira, egoismo, ogni genere di grettezza d'animo) che hanno il potere non solo di rendere infelice l'uomo, ma, come vedremo, di farlo ammalare? Sapersi distaccare, relativizzando le situazioni, allargando il proprio campo visivo e le proprie prospettive, è l'inizio di un cammino umano e spirituale che porta alla felicità. Ma come?
La saggezza cinese usa molte tecniche, dalle ginnastiche alla meditazione, dagli esercizi di visualizzazione a quelli di respirazione, per portare il cuore dell'uomo all'esperienza di Vuoto che solo rende possibile il saper-fare che è prima di tutto saper-essere[128].
Per la filosofia taoista l'uomo realizzato, il Santo, è colui che ha intrapreso un lungo e faticoso cammino di ascesi che lo porta a considerare le cose come farebbe uno specchio, non per avere presa su di esse, ma per distaccarsene.

> L'uomo compiuto fa del suo cuore uno specchio. Non si attacca alle cose, ma risponde senza trattenere. È così che è capace di dominare le situazioni e le cose senza venirne colpito[129].

Il cuore dell'uomo deve essere capace di registrare una situazione per quella che è, alla maniera di uno specchio che riflette senza sentimenti le cose come sono. Questo porta a vedere la realtà in modo oggettivo con grande lucidità; questo rende l'uomo saggio e sereno, capace di valutare correttamente ogni situazione.
Il *wu yu*, cioè il *non desiderio*, è uno dei punti fondamentali della filosofia taoista. È l'atteggiamento davanti al mondo, un modo di essere al mondo: liberi dai preconcetti e dalle visioni distorte della realtà, considerando allo stesso modo ricchezza e povertà, la vita e la morte, sostituendo agli interessi privati e ai punti di vista parziali una visione delle cose ampia, libera e disinteressata. E questo grazie a considerazioni semplici:

> Il Cielo e la Terra sono la grande fonderia in cui il *Tao* opera le metamorfosi. Qualunque sia la nostra situazione, dobbiamo essere soddisfatti. In un momento siamo svegli ed ecco poco dopo dormiamo[130].

> Chi penetra l'infinito raggiunge l'invisibile, perfeziona i doni che ha ricevuto dal Cielo, abbandona ogni pregiudizio e si serve del suo spirito come di uno specchio: non trattiene e non accoglie nessuno; risponde agli altri senza nulla nascondere; trionfa sugli esseri senza venirne ferito[131].

> L'uomo aspira alla calma, ma i desideri e le passioni lo turbano. Solo il saggio è capace di distaccarsi dagli esseri e di fare ritorno a se stesso[132].

Il Santo, facendo del suo cuore uno specchio, riesce a intrattenere con tutti e con tutto un rapporto tale da non farsi «cosificare dalle cose». Per i filosofi taoisti si tratta di liberarsi, di fare il vuoto, di distaccarsi dal mondo, ma non per negarlo in nome della sua impermanenza, tema buddhista per eccellenza. In questo consiste la differenza con il buddhismo che pure ha la stessa immagine dello specchio[133].
Unendosi al *Tao*, l'uomo ritrova il suo Centro e non soffre più per ciò che potrebbe turbare il suo spirito, perché ha realizzato il pieno possesso di sé e può gioire delle cose e può vivere i rapporti umani in

modo armonioso e sereno. Non deve però lasciare che l'esteriorità si introduca più del dovuto nella sua interiorità con l'uso sconsiderato dei sensi e il libero corso dato ai desideri. La filosofia taoista, di fronte al desiderio, anche quello sano della felicità, ricorda all'uomo la necessità di un'ascesi personale che miri a liberarlo da tutto ciò che lo limita e lo rende schiavo.

Valorizzare le proprie Radici - *Ken*, *Ben*

根本

KEN - Ricci 6014: radice, origine. Base, fondamento. Radice come origine che mantiene la vita, assicura la tranquillità e accoglie il ritorno.
BEN - Ricci 8691: radice, tronco d'albero. Fondamento, ciò che è essenziale. In filosofia: natura originaria. In medicina: il radicamento agli Spiriti che, nell'uomo, determinano la sua forza e la resistenza alle malattie.

Il carattere *ken,* che significa radice, è formato a destra dal radicale di albero e a sinistra dal fonema *ken* che designa un uomo che si gira indietro e ritorna (parte inferiore), per vedere in faccia qualcuno (parte in alto). L'analisi etimologica del carattere ricorda la concezione cinese della vita come un entrare e la morte come un ritorno. La letteratura classica considera le tappe dello sviluppo dell'universo e delle forme viventi come una sorta di allontanamento dalla perfezione che si situa nell'origine indifferenziata, vuota, silenziosa: il *Tao*, inizio, radice, termine di tutto ciò che vive tra Cielo e Terra. Compito dell'uomo è fare ritorno a ciò che l'ha generato, alla fase primigenia del Senza Forma. Secondo la filosofia taoista, il rapporto e il ritorno all'Uno appartengono alla natura propria di ogni uomo e determinano il suo valore come persona.

Gli esseri fanno a gara a prosperare
Ma ciascuno ritorna tornandosene alla sua radice
Ritornare alla propria radice è la Quiete

È portare a compimento il proprio destino[134].

Le radici prime e più profonde sono oltre la vita e, scoprendole, l'uomo assume una consapevolezza nuova del suo vivere e la coscienza del suo compito e del suo destino. Ma la vita, che in ogni istante è un cammino di ritorno, richiede di essere pienamente accettata e vissuta. Ci sono delle radici che ci ancorano alla vita e ci consentono di vivere in pienezza e serenamente. Pensare alle proprie radici è far comparire alla mente un grandissimo numero di immagini tutte importanti. La radice di un albero è ciò che gli dà il nutrimento, che permette lo sviluppo, ma è anche ciò che gli dà stabilità e gli permette di erigersi verticale; senza queste radici le tempeste o il soffiare di forti venti lo sradicherebbero.

Uno dei punti di forza che porta a grande equilibrio è saper leggere i dati che hanno costituito la nostra esistenza come un *continuum*; è così che tutto assume un significato e che si delinea la trama del tessuto della nostra vita. Così le nostre radici sono per esempio i nostri genitori e la famiglia dove siamo cresciuti; qualsiasi sia il rapporto che abbiamo con loro dobbiamo comunque ridisegnarlo nel tempo e dargli un nuovo valore. Radici sono anche i luoghi in cui siamo nati e siamo cresciuti; un luogo è sempre un nodo costante di interscambio con le energie cosmiche e quello della nascita è importante perché l'energia originaria (*yuan qi*), che determina la durata della vita, risente degli influssi dell'energia del luogo e del momento in cui siamo stati concepiti e abbiamo visto la luce.
Radici sono i rapporti importanti che abbiamo saputo costruire e che ci permettono il nutrimento umano e spirituale per crescere come uomini. Radici sono la cultura, le credenze del Paese in cui siamo nati e che abbiamo il compito di approfondire prima di rinnegare. Radici sono le risorse che a mano a mano scopriamo nel corso della vita, parti integranti della nostra natura e del nostro temperamento, che permettono il nostro star bene: dal pregare al meditare, dallo sport al contatto con la natura, dal leggere al viaggiare, è tutto ciò a cui possiamo ricorrere nei momenti difficili o di smarrimento, in grado di ricrearci e di ridarci pace. Per questo il cammino che porta alla conoscenza di se stessi passa anche per il riscoprire le nostre vere radici.

Conoscere gli altri è un saper-fare
Conoscersi è l'illuminazione[135].

E poi ci sono le nostre radici più fisiche e più fisiologiche che in medicina vengono designate con il termine *ben*. Il carattere rappresenta semplicemente un tronco di un albero che esce dalla terra designata con un tratto orizzontale. La radice è qui ciò che permette alla pianta di assumere dal terreno gli alimenti necessari: ha sempre quindi a che fare con la vita e con ciò che la mantiene. Questo è espresso in modo evidente e suggestivo in alcuni testi di medicina. Infatti si dice che il medico, prima di trattare, deve considerare attentamente il malato «per capire se i suoi Spiriti (*Shen)*, radici della sua vitalità, siano presenti e per capire la sua predisposizione alla vita». Infatti viene più volte ripetuto in tutti i testi che la presenza degli Spiriti è la vita e che quando gli Spiriti ci lasciano è la morte[136].
Per la medicina cinese l'efficacia di un atto terapeutico è legata alla capacità che il medico ha di andare al centro di sé e da lì, con serenità e determinazione, giungere fino al cuore della vita del suo paziente, sino alle radici della sua vitalità (*Shen*).

Per ogni puntura, il metodo è prima di tutto di non mancare il radicamento agli Spiriti[137].

L'atto terapeutico, per poter stimolare le potenti forze di autoguarigione, deve fondarsi su una osservazione che sappia cogliere la radice della malattia e sappia cogliere lo stato degli *Shen* del paziente.

Il punto essenziale nel trattamento di una malattia è osservare i Cinque *Shen*. Il fatto che essi siano presenti oppure no ci dice il proposito di vita o di morte del paziente. In seguito a questa osservazione si può passare al trattamento con aghi o alla prescrizioni di medicamenti per far circolare, regolarizzare, mantenere. Se, in seguito a disordini della vita o ad eccessi, i Cinque *Shen* sono colpiti e se il medico, non tenendo conto di questo, tratta con aghi e medicamenti, si giungerà sicuramente ad una morte prematura[138].

La realizzazione della propria Umanità - *Ren*

仁

Ren - Ricci 5547: umanità; l'uomo che realizza la sua natura d'uomo.

Se l'uomo approfondisce la sua natura percepisce con evidenza che ciò che l'ha costituito e lo costituisce è una relazione. La relazione d'amore tra madre e padre ci dà la vita, ma la relazione con gli altri ci permette di divenire ciò che siamo e far crescere le nostre capacità originali. Siamo frutto e soggetti di relazioni. Strutturalmente l'*Io* è in rapporto con il *tu*, tanto è vero che le più gravi malattie della personalità sono quelle, come la schizofrenia e l'autismo, in cui il soggetto non riesce a instaurare un rapporto con l'altro.

Tutto questo era chiaro alla cultura cinese, sin dai primi secoli a.C., come dimostrano il carattere *ren* e il suo significato. Tradotto con 'umanità' o 'senso dell'umano', è formato, a sinistra, dal radicale uomo 人, che pure si pronuncia *ren*, e dal numero due *er* 二: l'uomo diviene tale solo nella relazione con gli altri uomini.

Ren, lontano dal significare una vaga benevolenza, è l'apertura all'altro, riconosciuto come avente una stessa radice comune: la propria natura. Portandola a compimento, l'uomo partecipa all'ordine naturale, alla virtù del Cielo.

Il concetto di *ren* è il pilastro della dottrina di Confucio. Kongfuzi (maestro Kong), Confucio, termine latinizzato dai Gesuiti del XVII secolo, nacque nel principato di Lü, nell'attuale Shandong, lungo le coste della Cina del Nord nel 551 a.C. e morì nel 479. Ministro della Giustizia, deluso per il contravvenire agli usi e alle regole antiche, lasciò ogni incarico a corte, per educare e consigliare i principi perché la società ritrovasse l'ordine sociale dei Saggi Re dell'antichità, basato sul senso morale e religioso. Con lui iniziò una grande riflessione morale probabilmente provocata dalla crisi della nobiltà. Fondò una scuola, la prima di questo genere in Cina, aperta a tutte le persone che volessero perfezionarsi. Tramite l'educazione voleva ridare una base alla morale e, tramite questa, riformare le condotte sociali e instaurare un buon

governo.
Per il pensiero confuciano l'essere vivente deve imparare ad essere uomo, sviluppando al massimo la propria umanità (*ren*) [139]. La natura umana è sempre perfettibile e compito dell'uomo è quindi apprendere e migliorarsi. La saggezza può essere acquisita solo con gli sforzi di ogni istante e di tutta la vita per controllare nei minimi dettagli la propria condotta, con l'osservanza delle regole della vita in società, con il rispetto di se stessi e degli altri, con il senso di reciprocità: è un'arte di vita che abbraccia la psicologia, la morale e la politica. Per Confucio ogni uomo deve apprendere a essere «uomo di bene» (*junzi*) indipendentemente dalla sua estrazione sociale.

> C'è una nobiltà che viene dal Cielo ed una nobiltà che viene dagli uomini. Umanità (*ren*), giustizia, lealtà, fedeltà, gioia inesauribile nel fare il bene, tutto questo è la nobiltà del Cielo. Ducati, marchesati e altri titoli, tutto questo è la nobiltà degli uomini... Ricercare titoli onorevoli per avere dignità è umano. Ma la vera dignità dell'uomo è dentro di lui e purtroppo l'uomo non ci pensa[140].

Per realizzare la propria umanità occorre prima di tutto conoscere la propria natura (*xing*) nell'intimità del proprio essere, così come è stata formata dal Cielo. La morale confuciana non è basata esclusivamente su delle regole, ma sulla verità dell'essere che ciascun uomo può trovare all'interno di sé come 'natura propria', che esprime la legge del Cielo. Con un'adeguata educazione ciascuno impara a prendere coscienza della sua natura, per cui la buona condotta diventa un problema di spontaneità e non di volontà.

> A quindici anni ero risoluto nel voler apprendere. A trent'anni mi sono consolidato nella Via. A quarant'anni non avevo alcun dubbio. A cinquant'anni ho conosciuto il decreto del Cielo. A sessant'anni avevo un discernimento perfetto. A settant'anni agivo in tutta libertà, senza pertanto trasgredire alcuna regola[141].

L'uomo che si ritrova e che ha il possesso di sé, con fiducia si apre all'uomo che incontra. L'umanità si costruisce nello scambio reciproco, nella ricerca di un'armonia comune, nel comportarsi nei confronti degli altri esattamente come bisogna, seguendo le leggi stabilite dal Cielo.

> Praticare il *ren* è iniziare da se stessi: stabilire per gli altri quello che si stabilisce per se stessi e desiderare la loro riuscita quanto si desidera la propria. Fai crescere in te ciò che puoi fare per gli altri: ecco come puoi metterti sulla via del *ren*[142].

Per Confucio realizzare la propria umanità è anche saper rispettare e aiutare il prossimo e sul piano politico essere capaci di servire la comunità.

> *Ren* è coltivare in sé la capacità di servire gli altri... Coltivare in sé la forza di dare al popolo pace e conforto[143].

Per l'uomo confuciano vi sono Cinque relazioni fondamentali, *wu lun*, paradigma per tutte le altre: rispettarle fa parte dell'essere uomini. La prima e più importante è quella tra padre e figlio che si riflette nella società nella relazione sovrano/suddito: il figlio risponde alla bontà paterna con la sua pietà come un suddito risponde alla benevolenza del suo sovrano con la lealtà. La famiglia è percepita come estensione dell'individuo, lo Stato come estensione della famiglia; l'etica finisce per assumere innanzi tutto una dimensione comunitaria[144]. Le altre tre relazioni sono quelle tra marito e moglie, tra fratello maggiore e fratello minore, tra amico e amico. Il sentimento dominante è quello del rispetto e della fiducia reciproca che sono le condizioni per l'integrazione armoniosa di ogni uomo nella società civile.
E se nel confucianesimo l'umanità si costruisce nello scambio reciproco tra gli esseri, nella ricerca di un'armonia sociale, in altri ambiti filosofici la ricerca è più ontologica.
Alle costrizioni della morale, dei riti, dell'organizzazione politica i filosofi taoisti oppongono un ideale di vita autonoma, libera e gioiosa. Per loro tutte le miserie del mondo derivano dalle deformazioni, dagli ostacoli, dalle aggiunte superflue che sono state imposte alla natura dalla cultura. Per vivere pienamente la sua vita e realizzare la sua umanità, l'uomo deve ritrovare la semplicità perfetta dell'essere allo stato grezzo, conformarsi ai ritmi della vita universale, immergendosi nel grande Tutto che è silenzio, quiete, armonia. Ogni insegnamento che ricorre alla parola è illusorio; solo la conoscenza diretta, mistica e

universale del *Tao* permette all'uomo di trasformarsi indefinitamente secondo i principi della spontaneità cosmica, secondo il *Tao* riflesso nella sua natura.
L'uomo si completa come uomo quando riconosce che *Altro* lo costituisce. Questo, infatti, fa aderire alla vita con un ideale, capace di dare significato ad ogni momento dell'esistenza.
L'uomo che realizza il *ren* è l'uomo retto, esemplare, autorevole. La sua virtù *de* non è da intendersi come la intendiamo, virtù opposta a vizio, ma è piuttosto nel senso del termine latino *virtus*: è la forza e la determinazione, è l'energia interiore che si esplicita nell'autorevolezza. Il *de* è la potenza morale propria dell'uomo che ha ritrovato il significato della sua vita e ha sviluppato la sua umanità e che per questo suscita l'ammirazione e ottiene la sottomissione.

> La virtù dell'uomo che ha realizzato la sua umanità è potente come il vento, quella dell'uomo da poco è debole come un filo d'erba, che sotto l'azione del vento si piega e si stende al suolo[145].

Così l'uomo che vive il *ren* è paragonabile alla stella polare, «immutabile nel suo asse, ma Centro di attrazione per tutti i pianeti». Il fatto di essere ben centrato, ben radicato alla sua terra interiore, gli permette la massima flessibilità secondo il criterio del Giusto (*yi*) [146] che è insito nel suo cuore; questo gli permette di adattarsi ai tempi e alle circostanze nella massima creatività e libertà.
Sia per la filosofia taoista sia per quella confuciana l'uomo che fa un cammino interiore accede a delle 'virtù' particolari che rendono grande la sua umanità e capace di azioni efficaci. L'uomo realizzato della cultura cinese è il Santo, esempio per tutti gli uomini che la vera realizzazione dell'uomo è sentirsi parte integrante del *Tao*, dell'Uno cosmico e infinito da cui prendiamo origine e a cui facciamo ritorno. Come vedremo nel prossimo capitolo, il cammino spirituale compiuto dal Santo lo rende capace di percepire le situazioni, di giudicare le circostanze, per fare ciò che in ogni momento è opportuno ed efficace.
Comunque realizzare la propria umanità è cosa così difficile e così rara che lo stesso Confucio non giudicò nessuno, se non i grandi re dell'antichità, capaci di possedere la virtù *ren*. Ma l'importante è desiderarla e impegnarsi per realizzarla.

> *Ren* è veramente inaccessibile? Desideralo con fervore ed eccolo in te[147]!

Questo era quanto diceva Confucio ai suoi discepoli, lui che per primo aveva predicato in Cina che la nobiltà dell'uomo non deriva dalla sua nascita, ma dipende soprattutto dalla 'qualità' e dal suo valore come essere umano compiuto, realizzato.

Per questo una delle virtù tenute in massima considerazione dai confuciani è *yong* (Ricci 13005), il coraggio, indispensabile per affrontare le difficoltà della vita e il lungo cammino che porta alla conoscenza di sé e alla realizzazione del proprio destino.

La ricerca della salute

Perché una ricerca

I punti più importanti della medicina cinese, l'originalità e il fascino del suo modo di procedere riguardano non solo il suo caratteristico approccio olistico ed energetico e la concezione unitaria dell'uomo, ma anche la concezione della salute e della malattia e l'importanza data alla prevenzione. I concetti di cambiamento e di mutazione, onnipresenti nella cultura antica, non potevano non riguardare la salute. Essa è considerata dalla medicina cinese uno stato instabile in perpetua trasformazione, espressione normale dell'armonia dell'essere globalmente inteso e della sua vita in tutti gli aspetti: fisiologico, comportamentale, relazionale. La salute dipende in primo luogo dalla capacità dell'individuo di entrare in risonanza con l'universo e le sue leggi. Infatti l'uomo vive secondo i ritmi del Cielo e della Terra e condivide con essi la stessa e unica vita. Per vivere in salute deve prima di tutto conoscersi, capire i suoi punti di forza e di debolezza per ricostituire, nella vita di ogni giorno, seguendo i ritmi dei giorni e delle stagioni, l'equilibrio dei soffi (*qi*) che lo animano nell'armonia delle sue componenti *yin* e *yang*.

Per la mentalità cinese la salute non è data, ma è una continua ricerca di equilibrio, di ben-essere; la malattia non è un avvenimento accidentale la cui responsabilità è da attribuire al caso, ma ha a che fare con il rapporto che l'uomo intrattiene con il proprio Sé e con l'ambiente che lo circonda. In altre parole la salute e la lunghezza della vita dipendono sì dalle energie ereditarie che l'uomo ha ricevuto alla nascita, ma dipendono soprattutto dal suo stile di vita, dalla sua capacità di vivere sereno, instaurando rapporti positivi con le altre persone. È sua responsabilità saper tesaurizzare il patrimonio energetico ricevuto alla nascita e non disperderlo in una vita che non conosce regole.

La filosofia cinese ha influito profondamente sul concetto di prevenzione veicolato dalla medicina. Per i confuciani la buona salute e la prosperità dell'individuo così come dello Stato dipendono dal vivere in modo ordinato, evitando gli eccessi, restando al Centro. Il concetto di equilibrio e di Centro è talmente caratteristico della cultura cinese che la sua medicina è chiamata *Zhong Yi*, Medicina del Centro, espressione che si può anche tradurre come medicina del giusto mezzo, del giusto equilibrio. Per essa, quindi, come vedremo, l'aspetto normativo è importante: per restare in buona salute occorre seguire una serie di precetti. Ma questa è solo una parte. Grazie all'apporto della filosofia taoista, l'accento è sempre posto anche sull'interiorità dell'uomo, sulla sua vita emotiva e spirituale. Per quanto riguarda l'emotività, la medicina cinese ha reso l'uomo consapevole del fatto che le passioni possono diventare stati d'animo negativi in grado di sconvolgere il suo equilibrio psicofisico. Studiandole, vedremo l'attualità e l'acutezza di analisi di questa medicina che già nel IV secolo a.C. attribuiva ai disordini psichici la causa di tante malattie.
Per quanto riguarda la sfera spirituale, la medicina cinese ha sottolineato l'importanza di vivere secondo il *Tao*, cioè secondo le leggi della natura e dell'universo. Per trovare e seguire il *Tao* occorre fare un cammino ascetico che porta alla Santità che per i taoisti si esprime, come vedremo, anche nella longevità.
Da queste considerazioni risulta evidente che non esiste salute, secondo il pensiero cinese antico, che non sia nello stesso tempo ricerca e impegno da parte dell'uomo per costituire e ricostituire l'equilibrio e l'armonia fisica, psichica e spirituale in cui consiste la salute. In questa sua ricerca l'uomo è aiutato dalla medicina. Le sue branche (agopuntura, fitoterapia, dietetica, massaggio e ginnastiche), che condividono la stessa concezione dell'uomo, hanno tra i loro obiettivi primari quello di insegnare all'uomo, con tecniche diverse, a conformarsi alle leggi dell'universo, ad assecondare le trasformazioni dello *yin* e dello *yang*. Esse mirano innanzi tutto a correggere gli squilibri energetici prima che la malattia si sia scatenata.

L'uomo tra salute e malattia

I medici cinesi hanno una visione olistica del mondo per cui ogni fenomeno non può essere studiato se non mettendolo in relazione con tutti gli altri. L'uomo oggetto della medicina non è concepito come un elemento isolato dal tutto, ma è formato dagli stessi soffi, dallo stesso *qi* di cui è formata tutta la realtà. Lo scopo della medicina è quello di studiare gli scambi dei soffi e di riportare l'armonia funzionale in questi scambi. La cultura cinese, così segnata dalla concezione dell'irripetibilità della persona, ha concepito la terapia come qualcosa *ad hoc* per ogni individuo. Essa, infatti, cerca di regolare i soffi costitutivi e animatori di una determinata persona, ritenuta un microcosmo, secondo i soffi dell'universo macrocosmo. Quindi per comprendere il concetto di salute e di malattia occorre capire bene il concetto fondamentale di *qi*, oggi tradotto con la parola soffi o energia, e approfondire le nozioni di 'energia corretta' ed 'energia perversa' dalla cui lotta dipendono la salute o l'insorgere della malattia.

Il *qi*, un costituente essenziale del corpo

氣

Qi - Ricci 1015: soffio; vapore, gas, aria; dinamismo della vita naturale sotto gli aspetti yin *e* yang.

Lo studio del carattere *qi*, imprescindibile per chi voglia approcciare la medicina cinese, è la testimonianza di come sia stato difficile traslare in Occidente termini di una cultura così diversa dalla nostra. Il termine *qi*, nozione centrale e primordiale della medicina cinese, non corrisponde a nessuna nozione comparabile nella medicina occidentale. Metodologicamente per cogliere il significato di una parola in un testo antico bisognerebbe conoscere il contesto socioculturale dell'ambiente che l'ha coniata.

Nelle iscrizioni oracolari ritrovate sulle ossa piatte e sui carapaci di tartaruga il termine *qi* designa il vento che circola tra il Cielo e la Terra e agisce sulla crescita e lo sviluppo dei cereali. Sotto la dinastia

Shang (XVIII-XI secolo a.C.) il vento è considerato come una divinità nutrice e portatrice dei messaggi del Cielo Imperatore: fa zampillare, circola ovunque, si espande, si estende in lontananza e possiede la capacità di trasformare grazie agli Spiriti. Il *qi* è all'origine della vita, è il vuoto in movimento associato al vento, l'aria atmosferica che ci circonda, il soffio della respirazione, tutto ciò che riempie gli interstizi del corpo. Anticamente il *qi* cosmico veniva quindi identificato con il vento[148].

All'epoca degli Stati Combattenti (403-222 a.C.), in ambito confuciano il *qi* ha piuttosto una connotazione etica, quasi si parlasse di una fisiologia morale dell'uomo.

> Ciò che anima l'uomo di bene è un *qi* immenso e vigoroso. È il *qi* attraverso il quale il senso morale viene adeguato al *Tao*; senza di questo l'uomo deperisce[149].

Solamente con lo sviluppo del pensiero cosmologico[150] e del taoismo il *qi* assumerà quelle caratteristiche fondamentali che troviamo nell'ambito della medicina.

La cosmologia presenta l'universo come una realtà unica formata da soffi primordiali *yuan qi*, in perpetuo divenire. Ogni cosa è un aspetto e uno stato della sua minore o maggiore condensazione. Questo concetto è ben evidenziato nell'etimologia del carattere. La parte inferiore raffigura un chicco di cereale, un chicco di riso che per effetto della cottura (o della digestione) produce la liberazione di vapore che si eleva (parte superiore del carattere). Viene così sottolineato come il *qi* abbia un aspetto più immateriale (vapore) e uno più materiale (germoglio).

Grazie alle teorie di Einstein e alle teorie della relatività della fisica moderna, la massa e l'energia non sono, per il mondo occidentale, che due aspetti del reale. Grazie alla speculazione antica il corpo e il suo dinamismo sono, per i Cinesi, la stessa realtà denominata *qi,* che si manifesta secondo due categorie complementari, lo *yin* e lo *yang*.

Ma come tradurre oggi il termine *qi*? La lingua ideogrammatica presenta spesso problemi di traduzione nelle lingue occidentali. Per essa, infatti, si parla spesso di polisemia: cioè un carattere cinese non è quasi mai traducibile con un termine della lingua occidentale, perché il suo significato si deduce unicamente dal contesto e dalla relazione che un termine ha rispetto a tutti gli altri elementi del sistema nel quale è inserito. Ed è per questo che la traduzione di termini tecnici come quello di *qi* sono variati nel tempo secondo la cultura del momento e la sensibilità degli studiosi. Normalmente il termine *qi* oggi viene tradotto con 'soffi' o 'energia'[151].

L'unitarietà dell'ammasso dei soffi dell'universo non impedisce che si formino degli esseri particolari, che si sviluppano e poi scompaiono: gli ammassi particolari si mantengono in modo effimero nell'ammasso universale.

> L'uomo deve la vita a una condensazione di *qi*. Mentre il *qi* resta condensato è la vita; come si disperde è la morte; allora il *qi* dell'uomo fa ritorno allo stato potenziale indefinito[152].

Per studiare i vari tipi di soffi, è possibile isolarli, suddividerli, ma occorre tenere presente che essi sono ontologicamente in unità.

L'uomo come il macrocosmo vive all'interno di una dialettica tra il più manifesto *yin* (forma, corpo, sostanze più materiali come il sangue, i liquidi, l'essenza) e il meno manifesto *yang* (l'energia che attiva tutti i processi che avvengono nell'organismo, lo spirito, la psiche). Infatti, i concetti principali espressi nel termine *qi* sono due: energia come sostanza fondamentale che costituisce l'organismo ed energia come attività vitale che permette tutti i processi di crescita, sviluppo, trasformazione che rendono possibili la vita dell'uomo in seno alla natura.

La medicina cinese ritiene che i soffi che costituiscono e regolano l'animazione degli esseri viventi fluiscano nei meridiani e che lo stato del *qi* possa essere apprezzato al polso. La cosiddetta 'presa dei polsi' permette al medico di giudicare la portata dei soffi e quindi di capire lo stato di salute o di malattia del paziente[153].

Il *qi*, che in realtà è unico, in medicina viene fatto oggetto di una classificazione molto particolareggiata. L'origine (Cielo anteriore e Cielo posteriore), la localizzazione (in un organo, in una zona corporea), le funzioni svolte (difesa, nutrimento) sono le principali caratteristiche distintive del *qi*. Così si parla del *qi* degli organi e dei visceri a indicare l'attività fisiologica specifica di ciascuno. Ad esempio il *qi* di cuore ha le caratteristiche e le qualità di questo organo e svolge funzioni diverse dal *qi* di milza. Si parla del *qi* dei meridiani che percorre incessantemente, giorno e notte, tutta la rete di collegamento dei vari meridiani principali e secondari. Si parla di energia difensiva (*wei qi*) che protegge l'organismo e di energia nutritizia (*ying qi*)[154].

Ma prima di queste suddivisioni, per capire il concetto di salute e di malattia, c'è una considerazione più generale che ritroviamo nel capitolo 75 del *Suwen*, dove l'Imperatore Giallo pone questa domanda:

> «Ho sentito dire per quanto riguarda il *qi* che esiste il *qi* autentico (*zhen qi*), il *qi* corretto (*zheng qi*) e il *qi* perverso (*xie qi*) patogeno. Che significa?» Qi Bo rispose: «Il *qi* autentico, che si riceve dal Cielo unito a quello dei cereali, è il *qi* che costituisce il corpo e che circola nei meridiani. Il *qi* corretto è il *qi* normale, conforme alla stagione. Il *qi* perverso è quello che attacca l'uomo e che l'uomo percepisce a livello dell'epidermide».

Dall'analisi del *qi* corretto e del *qi* perverso si può capire ancora più chiaramente il concetto cinese di salute e di malattia.

Energia corretta ed Energia perversa - *Zheng qi* e *Xie qi*

正 邪

ZHENG - *Ricci 681: corretto, ortodosso, normale, regolare, giusto.*
XIE - *Ricci 4361: disordinato, sregolato, perverso, vizioso, disonesto.*

L'apparizione della malattia è interpretata dalla medicina cinese come l'esito della lotta tra l'energia corretta *zheng qi* e l'energia perversa *xie qi* qualora quest'ultima abbia il sopravvento. La malattia può essere causata da un'aggressione che in generale è concepita come un attacco di un elemento estraneo ed esterno che invade il corpo; ma può essere anche un elemento interno che da normale (*zheng*) diviene deviato o patologico (*xie*). In entrambi i casi, questa idea richiama una serie di concetti legati all'arte militare e alla strategia, concezioni che si traducono nel vocabolario medico con termini che si rifanno, a proposito del corpo o dei mezzi terapeutici, alla metafora militare.

L'energia *zheng* è l'energia corretta; sono i soffi legittimi, corretti, dell'organismo perché sono in accordo perfetto con tutto ciò che avviene all'interno e all'esterno del corpo. I soffi *zheng* sono conformi alla stagione e alla natura dell'individuo ed entrano in stato di legittima difesa in caso vengano a contatto con i 'soffi perversi'.

Il carattere *zheng* 正 è formato dall'immagine grossolana di un piede : a sinistra il tallone, a destra le dita e la caviglia. Il senso è quello di camminare. La linea superiore indica che la persona, camminando, si è fermata al limite, là dove ci si doveva fermare. Da qui il senso di corretto, conforme, giusto, esatto, regolare.

Zheng 正 richiama il carattere *zheng* 政 (Ricci 679) che i confuciani usavano per saper 'governare lo Stato'. Esso è formato a sinistra dal radicale di 'corretto' e a destra da una mano che tiene una verga, uno scettro, segno di autorevolezza.

政

Zheng
Governare

攵 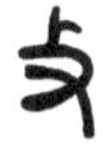

Parte di destra
del carattere

Per i confuciani governare (*zheng* 政) «è saper mantenere nella rettitudine, nel corretto *zheng* 正».

Nel termine *zheng* governare vi è più l'idea di tenere in ordine piuttosto che di reggere il governo; governare è infatti mantenere in armonia le componenti sociali di cui la società è composta. Lo stesso concetto è espresso dall'ideogramma *zhi* 洽 (Ricci 1763) che significa regolarizzare, mettere in ordine: in campo amministrativo ha il significato di amministrare, governare; in campo medico di curare, trattare, guarire. Curare un organismo malato significa, perciò, rimettere in ordine, ristabilire un equilibrio perduto. Per i confuciani l'arte di governare non è una questione di tecnica politica, ma è la capacità del sovrano di tenere in armonia le varie componenti dello Stato in un rapporto di servizio reciproco. Lo stesso è per la medicina che domanda all'uomo di mantenersi in buona salute, preservando l'armonia tra le varie componenti del suo organismo, tra il suo Sé e il mondo esterno.

Contro i fattori di equilibrio intervengono fattori squilibranti e patogeni, identificati con l'energia perversa *xie qi* che, attaccando l'organismo, può determinare la comparsa di malattie. All'energia corretta *zheng qi* si oppone l'energia perversa *xie qi*.
Etimologicamente il carattere *xie* 邪 evoca qualcosa di obliquo, di non diritto, di deviato. L'antico
pittogramma designa nella parte di sinistra un dente canino, una zanna, qualcosa che attacca. La parte di destra indica una città fortificata. Il significato del carattere è che qualcosa di cattivo, di perverso entra in una realtà comunque difesa.
Il carattere *xie*, obliquo, perverso, si presenta quindi come opposto al carattere *zheng*, che significa invece diritto, corretto, normale. L'espressione *xie qi*, energie perverse, designa l'introdursi di una perturbazione nel gioco delle energie normali.
Vento, freddo, calore, calore canicolare, secchezza, umidità sono le Sei energie climatiche che quando sono conformi alla stagione e si alternano normalmente sono fisiologiche: vento in primavera, freddo in inverno, calore in estate, umidità alla fine dell'estate, secchezza in autunno. In queste condizioni l'uomo si adatta facilmente ad esse. Diventano fattori patogeni quando sono in eccesso; quando si presentano fuori stagione (caldo in inverno e freddo in estate); quando i passaggi da un clima a un altro sono troppo repentini. Nessuna energia climatica può, comunque, essere patogena se l'energia corretta *zheng qi* della persona è florida. La forza di questa energia dipende non solo da fattori ereditari, ma anche da quanto l'individuo fa per mantenerla vigorosa, grazie ad un modo di alimentarsi sano, ad un'attività fisica equilibrata, ad una vita affettiva serena, evitando stress ed eccessi di ogni tipo.
I punti del corpo più sensibili alle influenze stagionali sono i punti *shu* antichi e i punti *shu* del dorso[155]. Da qui entrano i perversi e qui si infiggono gli aghi per combatterli. L'agente patogeno entra il più delle volte dalla pelle e dai peli che rappresentano la prima barriera protettrice; può entrare anche dai punti di agopuntura e dai diversi orifizi del corpo. La penetrazione può essere più o meno profonda:

> L'agente patogeno fa intrusione nella pelle; come essa si rilascia, penetra

> più in profondità e fa irruzione nei vasi di interconnessione (*luo*). Quando questi sono intasati dalle energie perverse, il surplus si riversa nei meridiani e, quando questi sono pieni, penetrano ancora più in profondità per stabilirsi negli organi e nei visceri[156].

L'agente patogeno si introduce progressivamente, lottando contro il *qi* corretto (*zheng qi*). La lotta cessa quando l'agente patogeno viene debellato oppure quando il deficit di *qi* corretto è troppo importante e non riesce a far circolare ed espellere l'agente patogeno che ristagna. In questo caso la circolazione del *qi* si altera nel suo ritmo, nella sua velocità e può cambiare direzione: per esempio non discende come dovrebbe e inverte il suo percorso, risalendo in 'controcorrente', oppure subisce degli arresti, ristagna in alcuni punti, non si propaga armoniosamente e non circola più liberamente. Si creano così dei blocchi, degli ingorghi, degli accumuli e questi squilibri inducono la malattia. Essa è sempre alterazione dell'energia vitale *qi* che viene a trovarsi in uno stato di deficit o di eccesso come conseguenza di squilibri tra le componenti *yin* e *yang* dell'organismo.

La dialettica Salute/Malattia - *Ping/Bing*

平病

PING - Ricci 9181 : tranquillità, vivere in pace; equilibrato, normale; guarire, ristabilirsi, salute.
BING - Ricci 9158. Malattia; sfinito; far soffrire; attaccare, invadere.

La salute nella medicina cinese è l'espressione normale dell'equilibrio di tutte le forze e le energie dell'uomo, inteso nella sua globalità. Il *qi* di ogni essere vivente, come abbiamo visto, deve essere in armonia con quello delle stagioni (tempo) e con quello dell'ambiente in cui vive (spazio). Armonia deve esserci pure tra le varie parti del suo corpo e tra le energie che costituiscono il suo organismo e il suo mentale. Solo questo permette che il *qi* corretto circoli sempre a una certa velocità

secondo un ritmo che dipende dalle ore del giorno e dalle stagioni dell'anno. Ogni stagnazione, rallentamento, blocco della sua circolazione crea degli squilibri che portano alla malattia.
L'analisi etimologica del carattere *ping* illustra questo concetto di salute della medicina cinese. La parte verticale designa un soffio che, avendo vinto l'ostacolo (prima linea orizzontale), si estende liberamente (seconda linea orizzontale) nei due sensi, cioè in tutte le direzioni. Lo stato di salute è armonia in cui tutto circola liberamente senza fare rumore, senza sintomi.
La salute dipende, come più volte si è detto, dalla capacità dell'individuo di entrare in risonanza con le leggi dell'universo e dipende dal suo stile di vita. Infatti per una concezione tipica della cultura cinese antica per cui tutto è in movimento e mutevole, anche la salute è uno stato stabile nella misura in cui l'essere umano è capace di processi corretti di adeguamento alla realtà che lo circonda. Salute è quindi equilibrio dinamico tra l'uomo e l'ambiente, tra le componenti *yin* e *yang* dell'organismo.
Allo stato tranquillo, *ping*, che è lo stato di salute, si oppone il disturbo *bing*, che è 'l'incidente' della salute, cioè l'incidente di percorso che interrompe, frena o blocca, secondo i casi, la libera circolazione del sangue e dei soffi, sregolando i meccanismi di apertura e di chiusura, squilibrando l'insieme dei vuoti e dei pieni.
L'analisi etimologica del carattere vede a sinistra e in alto il radicale di malattia e sotto il fonema *bing* 丙 che designa la disgrazia, l'incidente: le fiamme all'interno della casa hanno oltrepassato il tetto.

La cultura cinese non parla di cause di malattia (*yin*), cosa che non si addice a una cultura che ragiona con un sistema lineare e analitico, ma preferisce parlare di origine (*yuan*), come testimonia il titolo dell'opera più importante che tratta di questo argomento: *Zhubing yuan hou lun, Trattato sull'origine e i sintomi delle malattie*, testo scritto per ordine imperiale sotto la dinastia Sui nel 610. Infatti in un sistema di referenze cosmologiche, dominato dalle idee di analogia, risonanza, interrelazione tra i punti di riferimento fondamentali, la malattia si manifesta per una concomitanza di fattori in un momento dato e in un luogo preciso. Quindi nella descrizione di un processo patogeno non si risale mai a una causa primaria, ma si

cerca di mettere in luce e in correlazione tutti gli elementi che hanno concorso a causare alterazioni all'equilibrio della salute a cui bisogna porre rimedio.
Si possono trovare diversi fattori che intervengono nell'installazione della malattia che può essere causata da un'aggressione o da una perdita e che alla fine è sempre uno sregolamento della giusta correlazione tra gli elementi vitali. Secondo la medicina cinese i fattori di squilibrio sono di due tipi: esterni ed interni. L'aggressione esterna è portata, oltre che da microbi, virus e parassiti, da un attacco di uno o più elementi esterni che invadono il corpo sotto forma di energie climatiche. I fattori interni di squilibrio sono invece dovuti a errori alimentari, a stress psichici ed emozionali, a fatica sia fisica sia psichica e a eccessi sessuali. Tutti questi fattori possono determinare anche una perdita dovuta allo scorrere all'esterno di elementi vitali quali il *qi* (soffi), il *jing* (essenza), i liquidi. Questa perdita procura una debolezza che può portare alla malattia.
L'attenzione del medico cinese è sempre al processo che porta alla malattia e la ricostruzione di tutti i sintomi e delle loro correlazioni gli permette di andare alla radice della malattia. Curare *zhi* 治 significa, come si è visto, rimettere in ordine, ristabilire l'armonioso fluire del *qi* e riportare in equilibrio le componenti *yin* e *yang* dell'organismo.

Emozioni, salute e malattia

La medicina cinese già nei suoi testi classici dei primi secoli a.C. reputava cause di malattia non solo i fattori esterni, ma anche alcuni fattori interni, tra cui i più importanti sono le 'Sette passioni', *Qi qing*. Le emozioni, come mostra l'etimo del carattere, non sono sempre negative, ma se perdurano nel tempo o se sono troppo intense, inducono squilibri prima a livello psichico e subito dopo a livello organico[157].
Il termine 'emozioni' deriva dal latino *emovere* che significa mettere in movimento: sono stati d'animo che spingono all'azione. Sono connaturati nell'uomo e non sono di per sé negativi. Anzi molte emozioni possono essere e sono positive, come conferma l'etimo del carattere cinese *qing* 情[158]. Esso presenta sulla sinistra il radicale di cuore e sulla destra il carattere che indica il colore verde delle

piante che sono in sviluppo, il verde vivo dei germogli. Le emozioni sono il verdeggiare del cuore, ciò che lo rendono vivo, vitale, capace di crescere.
Le emozioni possono diventare distruttive nella misura in cui ci fanno soffrire e non ci fanno vedere la realtà così come è, quando per avversione o attaccamento eccessivo non siamo in grado di giudicare in modo obiettivo situazioni, persone o cose. In questo senso tolgono la libertà e, se provate a lungo, diventano stati d'animo permanenti, che fanno ammalare. Per questo spesso si usa il termine passione. Il sostantivo passione ha la sua etimologia nel termine latino *passio* che deriva dal verbo *pati* che significa subire qualcosa, essere colpiti da qualche cosa. Quando qualcosa ci colpisce, subito si desta quell'energia che è il desiderio. Ma se non si vive nel distacco, questa energia, che in origine è positiva, piena di vita e di ricerca di qualcosa di vero, diventa distruttiva. Le emozioni negative tendono infatti a trasformarsi in umori e poi a cristallizzarsi in tratti caratteriali.

Esaminare una determinata passione significa vedere con lucidità gli effetti devastanti in noi, come un mostro che ci morde, urla, graffia. Questo può far scattare un processo o di rimozione o di inibizione, dettato per lo più da moralismo o da perbenismo. La forza del carattere permette alcune volte di domare le pulsioni negative e di tenere sotto controllo i sentimenti. Ma se questo tentativo fallisce, la passione negativa è destinata ad aumentare e probabilmente con essa aumentano i sensi di colpa.
È importante essere consapevoli che le energie che si sprigionano in sentimenti negativi possono essere impiegate per fare un lavoro su se stessi che porti a una conversione del proprio sentire. La prospettiva del cambiamento diventa allora positiva e le forze sono mobilitate per trovare un modo per liberarci dalle negatività e per sentirci bene, a nostro agio nella nostra pelle. Il primo passo in questo camino è capire che tutte le passioni nascono da un senso di attaccamento, dalla volontà di accaparrarsi sicurezze, potere, godimenti. Come insegna la filosofia cinese antica, questo lavoro per spezzare in noi i sentimenti negativi e per liberarci dal desiderio di possesso va fatto ogni giorno. È una specie di ginnastica in cui inizialmente ci si cimenta, si prova, si procede a tentoni, cercando di trovare la strada giusta; continuamente ci si esercita finché lentamente si capisce che la si sta

imparando e che questo porta alla libertà interiore. Questo processo può essere intrapreso non solo se abbiamo chiaro che la vita è data all'uomo per compiere un cammino interiore ed elevarsi, ma anche e solamente perché abbiamo sperimentato quanto i sentimenti negativi facciano soffrire e capiamo che forse questo è l'unico modo per stare meno male. In ogni caso, questo lavoro permette di trasformare e di ri-orientare energie e forze psichiche non positive e impiegarle per nutrire la nostra umanità e produrre il cambiamento.

Per evitare le conseguenze delle emozioni distruttive che creano infelicità per sé e per gli altri occorre trovare degli antidoti e cercare di praticarli. Chi è appagato della sua vita e di quello che ha, raramente prova sentimenti negativi. È importante, perciò, essere consapevoli delle cose positive di cui la nostra vita è fatta, richiamare spesso alla memoria tutti gli eventi gioiosi che abbiamo vissuto, gli incontri straordinari di cui la nostra vita è intessuta: un apprezzamento e una gratitudine profonda per i nostri maestri, per chi è avanti a noi nel cammino e ci dà esempi di vera umanità. Per quanto possibile, è utile coltivare le grandi virtù esaltate da tutte le culture e da tutte le religioni che producono amore e compassione. Nei casi specifici, occorre sforzarsi di trovare di volta in volta un antidoto al sentimento negativo del momento e ricordare che la vita è anche lotta e addestramento. Per esempio, in caso di gelosia o di invidia si può cercare di valorizzare le qualità degli altri, di gioire per ciò che hanno saputo realizzare, per i casi fortunati e felici della loro vita.

Per liberarci dalle emozioni distruttive è sempre fondamentale cercare di sconfiggerle nel momento stesso in cui sorgono nell'animo, prima che scatenino una serie di pensieri negativi e compiamo gesti inconsulti che possono nuocere a noi stessi e al nostro prossimo. Non pensiamo che liberandoci dalle passioni diventiamo meno 'umani'. Al contrario, quando un uomo è sereno e tranquillo è più disponibile a farsi carico delle pene altrui; se è agitato, confuso, ansioso fa persino fatica a badare a se stesso.
Un aiuto grandissimo a tenere sotto controllo le nostre emozioni ci viene dalla capacità introspettiva. Il 'conosci te stesso' in questo caso è indispensabile. Normalmente ci sembra che un'emozione ci prenda, accada: improvvisamente la proviamo, alcune volte senza nep-

pure sapere il perché. Il primo passo è quello di non agire sull'onda di uno stato d'animo negativo, perché potremmo fare qualcosa di cui poi ci potremo pentire. Può essere molto difficile, perché oggettivamente esiste un momento in cui l'emozione ci domina e non riusciamo a razionalizzare la situazione. Non siamo in grado di considerare altri fattori, di far entrare altre informazioni con cui potremmo allargare la nostra visuale: vediamo la realtà in modo univoco, in modo da sostenere l'emozione negativa che stiamo provando. Importante è, quindi, tenere il controllo di noi stessi mentre stiamo vivendo questo momento.

In un secondo tempo occorre analizzarsi per capire che cosa ha scatenato questo stato emotivo negativo. Spesso, banalità della vita quotidiana 'vanno in risonanza' con traumi che ci hanno molto segnato nell'infanzia o in altri periodi della nostra vita e quindi reagiamo in modo esagerato a piccole offese o prevaricazioni.

Se cerchiamo di essere sempre più consapevoli delle nostre emozioni, del perché insorgano, quali siano i segni che le precedono, quali alterazioni portino nel nostro modo di comportarci – alterazione della voce, sudorazione, salita del sangue ala testa, senso di oppressione toracica, ecc. – si può imparare, con il tempo, a prevenirle e a tenerle sotto controllo. Questo è importante perché i sentimenti non si trasformino in pensieri negativi che poi restano come sottofondo nel nostro modo di affrontare la vita.

C'è comunque una lotta che dobbiamo ingaggiare con i nostri per così dire 'mostri' interiori: è la consapevolezza, prima, del fatto che siamo chiamati a lottare e la responsabilità, poi, di portare avanti con determinazione questa trasformazione. E come in ogni lotta ci vuole lucidità, pazienza, capacità di prevedere gli ostacoli, coraggio, tenacia. Armati di spada e di cazzuola, come sono spesso rappresentati i saggi dell'antichità cinese: distruggere per costruire più in alto, difenderci per vivere. Guerra interiore che porta a identificare e poi a trasformare le energie che possono generare queste nostre 'mostruose' emozioni. Ma in questa lotta non siamo soli, perché a mano a mano che penetriamo nel profondo del nostro essere troviamo l'energia spirituale e divina che ci inabita.

L'importante è restare collegati con le fonti spirituali, mantenersi aperti; questo permette la fiducia nelle forze cosmiche e spirituali che cooperano con noi e per noi alla nostra salute/salvezza personale e

di tutta l'umanità, per liberarci dal male. Per questo la meditazione è fondamentale in tutte le religioni e in tutte le filosofie, di qualsiasi natura sia e con qualsiasi metodo venga fatta.
Il saper gestire le emozioni negative che ogni giorno proviamo è la cartina di tornasole del progredire del nostro cammino spirituale. Le emozioni possono essere un terreno di esperienza positivo non per lamentarci o per subirle, ma come strumento di trasformazione. Sono sempre, come ci insegna la medicina cinese, fonte di energia, che può divenire energia creatrice: sono utili per agire, sono materia su cui lavorare.

Le Sette passioni Qi Qing *della medicina cinese*

La cultura cinese antica sin dai primi secoli a.C. sosteneva che le passioni sono in grado di far ammalare, perché ledono l'equilibrio del *qi* dei vari organi. Ad esempio si riteneva che piaceri eccessivi portano attacco al cuore, i pensieri ossessivi alla milza, la tristezza al polmone, la paura ai reni, la collera al fegato. Nel capitolo ottavo del *Lingshu*, consacrato allo studio dell'aspetto psichico-emotivo dell'uomo, sono stati aggiunti due stati psichici che per la loro importanza portano attacco a tutti gli organi e all'organismo nel suo complesso: la depressione e lo stato di shock.
Il termine 'portare attacco', usato dai libri classici antichi per indicare l'azione nociva di un determinato stato d'animo, significa che una passione è in grado di sconvolgere lo stato energetico di equilibrio di un certo organo, di diminuire la funzionalità della sua parte più fisica e di alterare lo stato del suo *Shen*.
La stretta correlazione psiche-soma porta la medicina cinese ad affermare che ogni evento patologico fisico comporta sempre, a lungo andare, uno squilibrio psichico e che stati emozionali alterati hanno sempre ripercussioni anche a livello fisico.
Le malattie che riguardano la sfera psichica, nella Medicina Tradizionale Cinese, non sono assimilabili ai disturbi/disagi psichiatrici della medicina occidentale. Ogni problema psichico, infatti, nasce e si sviluppa sui due crinali del corpo e della mente e, così, ogni disturbo somatico ha una sua precisa risonanza a livello della psiche.
Il motivo per cui le passioni sono causa di malattia risiede nel fatto che ostacolano il fluire armonioso dell'energia (*qi*) e ne alterano i

movimenti fisiologici.

> L'imperatore domandò: «Vorrei sapere da quali energie sono prodotte le cento malattie». Qi Bo rispose: «Quando vi è collera il *qi* sale. Quando vi è allegria il *qi* si rilascia. Quando vi sono pensieri ossessivi e preoccupazione il *qi* si annoda. Quando vi è tristezza il *qi* scompare. Quando vi è paura il *qi* discende»[159].

L'attacco delle passioni è diretto sia all'organo sia a ciò che anima ciascun organo, quindi agli *Shen*, agli *Hun*, ai *Po*, al proposito, al volere. Ci saranno, perciò, disturbi psichici accompagnati da sintomi fisici, dovuti a disordini nella distribuzione corretta dell'energia, perché per i Cinesi non vi è nulla che si verifichi all'interno che non abbia una manifestazione esterna.
La correlazione emozione/organo è complessa e la analizzeremo a partire dall'analisi dei caratteri cinesi. Tutte le emozioni portano attacco al cuore in quanto sede degli *Shen*: il suo carattere compare, infatti, in ogni ideogramma ad eccezione della gioia, perché secondo le leggi di corrispondenza dei Cinque movimenti[160] è già in stretta relazione con il cuore in quanto entrambi appartengono al movimento Fuoco.
Le passioni mal dominate perturbano sino alla morte il radicamento della vita nell'uomo, nel suo cuore e nell'insieme dei Cinque organi[161]. Per questo la Medicina Tradizionale Cinese, con l'aiuto della filosofia, ha posto in atto varie tecniche che possono aiutare a combatterle o a viverne solo gli aspetti positivi. Esse sono, come vedremo, l'"Arte del vuoto del cuore' e tutte le tecniche per il mantenimento della salute. La medicina interviene con gli aghi per regolare gli squilibri dell'energia che queste turbe comportano. Molti sono i punti di agopuntura che hanno nel loro nome il richiamo agli *Shen*[162], per indicare che hanno un'azione importante sui disturbi psichici. Molte sono le formule che la Tradizione cinese ha tramandato nei secoli per curare le disarmonie degli *Shen*[163]. In caso di disturbi minori, l'approccio globale al paziente ha permesso al medico agopuntore di ottenere risultati terapeutici significativi, sia sugli episodi acuti sia sulle recidive.

Collera - *Nu*

怒

Nu - Ricci 8311: collera, ira, rabbia, irritato, furioso. In medicina: sentimento correlato al fegato, che causa una risalita dei soffi se viene manifestato e blocchi se viene represso.

Collera e ira sono parole che racchiudono molte sfumature di sentimenti e di sensazioni che vanno dal fastidio all'indignazione, dalla rabbia, alla vendetta, all'odio. Tra i sentimenti sono tra i più negativi in quanto oltre a farci star male ci spingono a risposte violente che possono ferire gli altri: è difficile non rispondere alla rabbia con altra rabbia.

L'ideogramma *nu*, che significa collera, ira, presenta nella parte in alto di sinistra una donna in schiavitù, trascinata per mano (parte di destra); nella parte sotto, il radicale di cuore. Il carattere, molto suggestivo, rappresentando lo stato d'animo di una donna schiava trascinata in catene, ci suggerisce che l'ira, la rabbia, possono essere improvvise e allora si esternano con violenza, ma possono anche diventare stati d'animo permanenti, di ribellione, di ira, di odio covati nell'animo e repressi.

Per la medicina cinese la collera appartiene al movimento Legno, perché è impetuosa; ricorda la forza del vento, lo sforzo spasmodico dei muscoli in tensione. È quindi correlata al fegato e alla vescica biliare ai quali nuoce in modo particolare. Non bisogna dimenticare, infatti, che le facoltà psichiche e mentali sono totalmente legate alle funzioni fisiologiche.

Per la medicina cinese il fegato è «il generale delle armate che analizza le situazioni ed elabora i piani»[164]; da esso dipende la capacità dell'uomo di analizzare, di ponderare, di elaborare strategie e quindi di progettare e pianificare la vita. Alla vescica biliare la medicina cinese attribuisce la capacità di giudicare correttamente e quindi di prendere le giuste decisioni e di attuarle con determinazione. La vescica biliare è «il giudice che decide e che condanna; da essa dipendono la determinazione e la capacità di decidere»[165]. Se l'energia di questi organi è equilibrata e forte queste due facoltà sono efficienti e non si avranno difficoltà a fare le giuste scelte, a decidere, a pianificare il futuro e a dare una direzione precisa alla propria vita.

Vivere è saper condurre la propria vita, saperla pianificare, sapere dove andare. Se ci facciamo prendere dalla collera perdiamo la nostra lucidità e i nostri punti di riferimento: «In stato di collera che si gonfia e monta ci si turba e ci si smarrisce; pertanto non vi è più controllo»[166]. La collera che monta acceca: è un processo violento, che tende ad aumentare e toglie la lucidità del ragionamento. È come se un generale, accecato dal furore, non seguisse i piani che ha prestabilito dopo un'attenta analisi, ma marciasse sul nemico, nel desiderio dello scontro per lo scontro: è la lotta vana che lascia spossati e sconvolti e che dimostra sino a che punto il disordine regna nell'intimo e negli atteggiamenti esteriori.

L'ira può essere manifesta o trattenuta; può includere le frustrazioni per situazioni familiari e di lavoro difficili, il risentimento, il rancore e la ribellione quando nella vita succede qualcosa di negativo.

La collera trattenuta blocca ogni circolazione, compresa la respirazione. Quando l'ira è repressa l'individuo vive delle lotte interiori che si traducono in tensioni. Alcune di queste non procurano subito dolore, ma portano sempre a stasi di energia che sono deleterie per la salute. È importante conoscere il proprio corpo, avere consapevolezza delle possibili contratture muscolari. Massaggi, ginnastiche dolci, qualsiasi lavoro sul corpo possono aiutare a scioglierle e a rilassarsi.

Se manifestiamo la collera il *qi* sale, cioè si ha una risalita incontrollata dello *yang* che trascina tutto verso l'alto, sconvolgendo l'interno. È come un turbine che porta improvvisamente scompiglio nella vita di chi si fa prendere dalla collera come nella vita di chi ne subisce gli effetti. In caso di ira viene alterata la funzione di controllo del fegato sul fluire dell'energia e del sangue: il *qi* di fegato sale in controcorrente. I sintomi si manifesteranno nella parte alta del corpo: cefalea, vertigini, acufeni, macchie rosse sul collo e sul viso, contratture muscolari. Più in generale agitazione, iperattività, insonnia. L'eccesso dell'energia del fegato può anche nuocere alla milza e allo stomaco con conseguente comparsa di disturbi dispeptici: eruttazioni, vomito, nausea, rigurgiti.

Ma come combattere la collera? Prima di tutto cercando di capire i motivi che l'hanno causata. Il risentimento, che spesso è alla base dell'ira, può nascere dalla consapevolezza di essere stati fatti oggetto di ingiustizie e di scorrettezze. La rabbia può nascere in presenza di ostacoli che ci bloccano. Se a contrastarci è una persona, è molto utile saper assumere il punto di vista dell'altro, saper entrare dalla sua porta; invece di reagire verbalmente è importante capire perché l'altro tenta di bloccarci.

Alcune volte si è di umore irascibile e allora ci si arrabbia per un nulla. Gli umori rendono le persone vulnerabili. Questo succede spesso quando siamo costantemente insoddisfatti della vita che facciamo. Ma gli umori durano poco nel tempo, mentre il temperamento può durare a lungo. Parliamo per esempio di temperamento bilioso. La parola collera deriva dal greco *kholé*, che significa appunto bile, e la vescica biliare per la medicina cinese è, come abbiamo visto, coinvolta.

Alcune volte la collera nasce per l'instaurarsi di un circolo vizioso: se l'energia del fegato è deficitaria, non siamo in grado di prendere decisioni, lasciando che altri prendano l'iniziativa e le decisioni al nostro posto. Spesso non le condividiamo e quindi queste scelte di altri generano in noi rabbia, frustrazione, collera. Se questi sentimenti persistono debiliteranno ancora di più l'energia del fegato e della vescica biliare che erano già deficitari.

Quali sono gli antidoti alla collera? È stato provato che esprimere un'emozione con segni esterni di tipo fisico non fa che intensificare l'emozione che difficilmente può venire così dominata[167]. Questo è molto evidente con la paura, ma può esserlo anche per l'ira. Quindi quando cadiamo in preda di una forte emozione cerchiamo di non manifestarla.

Un altro antidoto utile è imparare ad avere pazienza. È proprio vero che la pazienza è la virtù dei forti. È un'abilità: per impararla occorre esercitarla. A questo scopo può essere utile saper allargare il campo d'azione, cercare il distacco da ciò che ci irrita. Quando si è impazienti ci si irrita perché la situazione non è come la vorremmo; pretendiamo che il nostro prossimo faccia esattamente quello che noi avremmo fatto al suo posto. E così l'errore e la colpa sono sempre dell'altro. Ma questo non è sempre vero. Allargare il nostro campo di visione è anche saper riconoscere queste differenze, capire quanto è da attribuire a noi stessi e accettare l'altro per come si presenta.

Gioia e Allegria - *Le Xi*

樂 喜

Le - Ricci 13317: felicità, gioia, piacere, essere gioiosi. Ridere. Essere in pace, tranquillo. In medicina cinese: gioia come benessere di una vita che compone armoniosamente i suoi elementi e percepisce, così, in profondità le vibrazioni celesti.
Xi - Ricci 3965: rallegrarsi, gioia, felicità. Avvenimenti felici (gravidanza, nascita, nozze). In medicina cinese: uno dei sette sentimenti, legato al cuore-fuoco e caratterizzato da un'accelerazione del flusso vitale. Il suo eccesso conduce all'esaurimento.

Per la medicina cinese la gioia è correlata al movimento Fuoco, all'estate, al mezzogiorno, al Sud, al cuore. L'esteriorizzare emozioni a lungo trattenute, lo scambiare parole e il ridere sono pure espressioni correlate a questo Movimento, all'estate vissuta come stagione propizia alla gaiezza e agli scambi. Tutto fa pensare alla gioia come espressione di salute fisica e di salute spirituale, di armonia interiore: il cuore, quando è completamente sereno, compie regolarmente il suo compito di diffondere «sangue e spirito» in ogni parte del corpo[168]. Gioia per la medicina cinese è prima di tutto gioia di vivere.

La gioia accade quando il nostro cuore diventa il Centro del nostro essere, consapevole della vita sentita come compito e incamminata al destino. Quando il cuore è sereno diviene, secondo la medicina e la filosofia taoista, luogo di soggiorno degli *Shen*, dello spirito, unità profonda degli elementi che compongono l'uomo che si sente in comunione con l'universo e spalancato al Mistero.

La gioia per la cultura cinese antica è quella serenità che si prova nella contemplazione delle acque tranquille di un lago che riflettono il paesaggio. In questo riflettere non vi sono menzogne, non distorsioni di immagini o della realtà: è la serenità di vedere e accettare le cose della nostra vita così come sono. La gioia è il sentimento dell'uomo che è giunto al possesso di sé, cha ha trovato il significato della sua vita. Nulla può turbare il suo cuore, nulla può fargli perdere il Centro; è sempre capace di dominarsi, perché ha capito che «preservare la

propria integrità è mantenersi Uno con il *Tao* e i Diecimila esseri»[169]. L'uomo gioioso è pronto ad aprirsi agli altri: il carattere che designa la gioia, *le*, designa anche, con la pronuncia *yue*, la musica sinfonica, capace di creare armonia in chi l'ascolta; la musica sinfonica accompagnava i riti che, nella distinzione dei ranghi e dei diversi ruoli, erano in grado di far cooperare gli uomini in funzione del bene comune.
Gioia è stare bene nella propria pelle, è accettare che la vita sia fatta di momenti felici e di momenti tristi nella certezza che «una burrasca non dura una giornata intera»[170]; è saper ritrovare il proprio equilibrio dopo aver superato i momenti di prova; è capire ogni giorno di più chi realmente siamo; è saper entrare in contatto con la natura e sentirsi connessi al Cielo.
Gioia è l'incontro con gli altri quando riusciamo a instaurare rapporti veri che ci permettano di avere fiducia e quindi di aprirci, di esporci, «affinché accada la vita che l'esistenza, ogni esistenza, con tutto il suo sistema protettivo, contrae e chiude. La vita è l'antitesi dell'esistenza. La donna genera l'esistenza, Dio la vita»[171]. Solo l'amore nei rapporti veri ci permette di aprirci alla trascendenza, perché ci permette di uscire da noi stessi, dai nostri schemi precostituiti, dalle nostre sicurezze. Solo così riusciamo a uscire dalle nostre solitudini interiori, non per identificarci con altri, ma per spalancarci a ciò che noi siamo, ad 'Altro' che ci costituisce. Gioia è il riuscire a comunicare, è riuscire a farci 'alterare' dall'altro. «E senza questa alterazione che mi spezza, mi incrina, mi espone, come posso essere attraversato dall'altro, che poi è il solo che può consentirmi di essere, oltre che me stesso, altro da me?»[172] Gioia è l'esistenza che si apre alla vita.
Per la medicina cinese è il sentimento della persona che sta bene: provoca un movimento energetico di espansione e di esteriorizzazione. I caratteri *xi* e *le*, etimologicamente, ricordano le feste dei villaggi, il cantare e il danzare insieme[173]. L'assenza di gioia è, per la medicina cinese, non solo il segno di squilibri interiori, ma di un attacco che non si è ancora ripercosso in modo evidente a livello organico.

Quando si parla di allegria e di gioia nocive si intendono i piaceri smodati o la vita di eccessi contrastati dalle filosofie taoista e confuciana, che consigliavano moderazione non solo nella dieta e nell'attività sessuale, ma anche nell'eccesso di desiderio. La gioia è negativa quando è portata all'eccesso, quando 'non ci si contiene più', quando diviene eccitazione: si salta, si trasale, si urla come negli stadi, si rimane senza fiato e si perde ogni nozione di pericolo. La gioia smodata moltiplica i contatti con l'esterno e il cuore si trova sovraccaricato di emozioni, di stimoli, di informazioni che fanno perdere il riferimento al Centro. Sotto l'impulso di un'eccitazione eccessiva le forze della vita, le essenze e il *qi*, sono spinti fuori dal corpo: l'interno si svuota e si ha dispersione verso l'esterno. La fuga di vitalità avviene per esempio sotto forma di grida, gesti, sudore. Oppure si manifesta nel bisogno di continuare a parlare; l'abuso di parole proietta all'esterno; si diventa volubili e la volubilità non fa che accentuare la dispersione, l'agitazione o il sentimento di malessere. Allora possono comparire sintomi quali inquietudine, ansia, alternanza di euforia e di depressione, di riso e di pianto, spesso senza motivo. Se diffondere fa parte della salute, disperdere fa parte della patologia. Le energie che fuoriescono lasciano l'uomo esausto: la vitalità è sperperata. Ecco allora la spiegazione del brano del *Suwen*: «In caso di gioia il *qi* si rilascia». Quante volte dopo gioie esilaranti ci sentiamo non solo stanchi, ma anche abbattuti? Non si tratta tanto di momenti di gioia intensa, ma di uno stile di vita che ricerca sempre esperienze limite, eccitazioni, eccessi: esagerazione che porta l'uomo a una esacerbazione del movimento verso l'esterno e gli fa perdere il controllo. La medicina cinese avverte che in questo caso si muore in estate, quando il calore e la tendenza naturale all'esteriorizzazione danno per così dire, il 'colpo di grazia' alla mancanza di custodia delle energie vitali: «In stati di gioia a oltranza, gli *Shen* si spaventano e si disperdono, pertanto non vi è più tesaurizzazione»[183].

Pensieri e Preoccupazioni - *Si Lü*

思 慮

Si - Ricci 10162: pensare, meditare, riflettere. In medicina: pensiero ossessivo e ripetitivo, che si esprime in preoccupazioni e coercizione a ripetere; sentimento correlato alla milza che causa nodi e blocchi nella circolazione dei soffi.

Lü - Ricci 7488: considerare attentamente, riflettere, concentrarsi.
In filosofia: forza del pensiero che organizza gli elementi per l'analisi e la pianificazione; riflessione che orienta giustamente il cuore.
Diventare ansiosi, preoccupati, incerti.
La cultura occidentale tende a distinguere le emozioni, che al loro primo insorgere non sono controllate dalla mente, e il pensiero frutto della ragione. Se uno dice pensiero ritiene di avere a che fare con la razionalità e quindi con un campo che, per gli influssi della nostra cultura illuministica, sia sicuro e capace di tenere tutto sotto controllo. In realtà, nell'antica cultura cinese, si era capito che le emozioni sono nocive perché capaci di spezzare l'equilibrio mentale e che i pensieri quando sono 'cattivi' possono fare ammalare, in modo peggiore di un qualsiasi altro morbo. Emozioni e pensieri possono turbare l'equilibrio interiore e possono far perdere la gioia di vivere. Quando il pensiero non è lucido si perde il contatto con la realtà e si può vivere di sogni e di illusioni che si trasformano in cocenti sofferenze di fronte alla concretezza della vita. Se il pensiero si reitera e si fissa, si può cadere in balia di ansia e di preoccupazioni.
Il pensiero per la medicina cinese è strettamente legato alla milza. Milza e stomaco sono gli organi correlati al movimento Terra, al Centro, alla stagione di mezzo o «quinta stagione»[175] che per lo più corrisponde alla fine dell'estate.
Nell'antica tradizione cinese, l'imperatore scandiva ritualmente il tempo nel *Ming Tang* o Casa del calendario. Essa simboleggiava l'universo perché la base era quadrata, simbolo della Terra, la cupola rotonda, simbolo del Cielo. L'imperatore, seguendo lo spostamento del sole, si sistemava nel corso dell'anno nella sala che corrispondeva a una determinata stagione, vestito degli attributi e dei colori corrispondenti. Con rituali particolari il sovrano inaugurava un determinato periodo, mettendo così in movimento l'energia particolare di ciascuno. Alla fine dell'estate, faceva una pausa particolare di dodici giorni, ritirandosi nella sala 'centrale', vestito di giallo, simbolo della Terra. Ritirarsi al Centro era considerato un momento per riflettere; era il momento privilegiato per 'ri-Centrare' tutta la realtà. In questo modo il sovrano voleva animare lo Spazio, partendo dal Centro, e animare il Tempo: il suo permanere dodici giorni simboleggiava la durata dell'anno di dodici mesi e così facendo dava un Centro all'anno[176]. Spazio e Tempo erano risignificati. Quindi la tradizione cinese consacra questa

quinta stagione, correlata al movimento Terra, al pensiero e alla riflessione. Sembrerebbe così anche per noi: la vita sociale, scolastica, professionale, riprende con il rientro a settembre, con la quinta stagione, periodo favorevole per la riflessione, per reimpostare il lavoro, la propria attività, la propria vita.

Milza e stomaco, localizzati nel Riscaldatore medio, occupano il centro del corpo, luogo dell'elaborazione dell'energia acquisita. Associando l'energia dell'aria e quella degli alimenti, sono in grado di arricchire, di integrare e di ricostituire in parte le energie innate ed ereditarie dell'individuo.
La milza per la medicina cinese ha un ruolo molto più ampio e delle funzioni molto più numerose di quelle presentate in medicina occidentale[177]. Estrae dagli alimenti le essenze sottili (*jing*) che vengono trasformate dal cuore in sangue e dal polmone in energia; distribuisce inoltre queste essenze degli alimenti a tutto l'organismo. Per questo la medicina cinese dice che la milza modella la 'forma' del corpo, le carni, e nutre e ricostituisce tutti i tessuti. Un indebolimento della sua funzionalità comporta una flaccidità delle carni, una mancanza di tono muscolare degli arti. Gli eccessi o le carenze della forma del corpo, magrezze estreme o obesità, sono da attribuire ad un cattivo funzionamento della milza. Questi brevi cenni di fisiologia servono per capire come gli squilibri del piano mentale e psichico si ripercuotono sulla parte organica e viceversa.
Se la forma del corpo sono le carni, la forma della mente è il pensiero. Il pensiero considerato e rielaborato dal cuore, che ne giudica la giustezza, diviene proposito, *yi*, che, come abbiamo visto, è lo *Shen* della milza[178]. Il pensiero che si trasforma in riflessione e in proposito, tramite deliberazioni e decisioni porta al saper-fare (*zhi*). Il saper-fare è l'esito di un processo di una persona che ha pensato serenamente, riflesso a lungo, considerato con profondità e intelligenza, valutato oggettivamente e che è giunta a formalizzare un progetto. Normalmente un progetto ben costruito si traduce in un'azione efficace, capace di raggiungere lo scopo.
Il carattere *si* che significa pensiero è rappresentato in alto dal cervello, in basso dal cuore. L'armonia cervello/cuore permette lo sviluppo del pensiero e delle facoltà mentali.
Il carattere *lü* che significa riflessione è formato dal carattere *si,* pen-

siero, e in alto dal fonema *lü* che significa 'mantello della tigre'. «La tigre balza con potenza e lontano; atterra in un punto preciso e immobilizza al suolo la sua preda. La stessa tigre è capace di restare immobile anche con lo sguardo e vegliare senza battere ciglio per delle ore: attende. L'immobilità concentrata e lo slancio di un movimento calcolato sono i due aspetti di un'unica virtù, due aspetti messi in evidenza dall'alternanza del colore sul suo mantello fine e folto.»[179]
I due caratteri *si* e *lü* insieme rendono l'eccesso di un'azione: si pensa e si riflette, si riflette e si pensa; si diventa preoccupati.

Il pensiero, che nel suo processo positivo porta alla riflessione, nel suo aspetto di squilibrio diventa idea fissa, pensiero ossessivo, preoccupazione. Pensiero e riflessione che dovrebbero portare al progetto, al fare, con l'intervento di ansia e preoccupazione si bloccano e continuano a girare su se stessi intorno a un centro fisso: si rimugina, si pensa in modo ossessivo, circolare, spesso si torna al passato con nostalgia. Ci si tormenta con vane preoccupazioni e così si perde il possesso di sé, il senso delle proprie azioni.
La medicina cinese dice che quando vi sono pensieri ossessivi e preoccupazione il *qi* della milza si blocca e prima di ogni altra cosa viene colpito il suo *Shen*, il proposito (*yi*). «Una volta che il proposito è colpito, si è turbati sino al più completo disordine.»[180] Quando il proposito vacilla si è disorientati, si è in uno stato confusionale e non si sa più quello che si vuole. Si perde la lucidità, la capacità di riflettere in modo oggettivo.
Ci sentiamo infelici e imprigionati nella nostra pelle e nei nostri pensieri; ci sentiamo i soli a soffrire in maniera intollerabile. Si aumentano le pene rimuginando sulle ferite. Nella mente convertiamo il dolore in sofferenza: generiamo il male con i nostri pensieri.
Per la medicina cinese gli squilibri sul piano psichico e mentale si ripercuotono a livello fisico. I pensieri ossessivi ledono i processi funzionali della milza; la persona che rimugina inizierà ad avere problemi digestivi. La milza che ha la funzione di diffondere e distribuire viene profondamente colpita e gli alimenti non vengono più trasformati. La digestione diventa lenta e faticosa, si soffre di dispepsia; si può anche dimagrire in modo eccessivo. Poiché la milza nutre il cuore, può succedere che il sangue del cuore non venga adeguatamente nutrito con conseguente comparsa di agitazione, insonnia. Ma è vero anche

il contrario: chi ha problemi digestivi, con pesantezza postprandiale e dolori epigastrici, soffre nel suo mentale, con difficoltà a concentrarsi e a riflettere lucidamente.
Psiche e soma sono sempre uniti e correlati. Perché i disturbi psichici non si riflettano a livello fisico occorre, in questo caso, pensare in modo positivo, allenare il pensiero e, se è il caso, dominarlo. Il consiglio è di guardare una situazione da tutti i punti di vista, perché, anche se negativa, può presentare aspetti vantaggiosi e, se è il caso, mutare prospettiva. Una mente elastica e duttile non si fissa su un'idea: è capace di guardare in lontananza. Considerare il risultato a breve termine è, per il pensiero cinese, una ristrettezza di vedute che non permette la riflessione, definita come «la capacità del pensiero di cambiare direzione, di ricercare e di guardare lontano verso l'avvenire»[181].

Per combattere i pensieri negativi occorre dedicare tempo a pratiche positive. La filosofia taoista, ma in genere tutti i pensieri e le religioni orientali, insistono sul fatto che i pensieri distruttivi posso anche venire, ma non bisogna coglierli e coltivarli; così facendo si annullano da soli, si dissolvono come bolle di sapone, soprattutto se si è capaci di 'con-Centrarsi' in altro. Consigliano la meditazione perché tutte le pratiche meditative, qualsiasi sia il supporto impiegato, portano in primo luogo allo spegnersi del pensiero e poi a una pacificazione del mentale e delle emozioni. La meditazione consente di accedere all'interiorità, dove possiamo attingere alla nostra forza spirituale: nel Centro del cuore risiedono gli *Shen*.

> Quando il Centro di noi stessi è sereno, pensiero e riflessione sono corretti, lo spirito è penetrante e saggio senza alcuna confusione; si è stabili e solidi, invulnerabili. Non si commettono gravi errori e tutto è alla nostra portata. A partire da ciò i cento affari prosperano perché è il Centro interiore a reggere l'esterno[182].

Tristezza e depressione - *Bei Chou*

悲 愁

BEI - Ricci 8636: tristezza, pena, afflizione. In medicina: sentimento corrispondente al polmone che stritola il cuore, in grado di annientare i liquidi organici e i soffi del polmone.
CHOU - Ricci 2377: tristezza, melanconia, pena intensa, depressione.

La tristezza è correlata, secondo la teoria dei Cinque movimenti, al Metallo, all'autunno, al tramonto, all'Ovest, al polmone[183]. In autunno le forze del Cielo si ritirano dolcemente. La luce del sole, meno ardente, tinge di colori particolari il paesaggio: è la luminosità del metallo, associato all'Ovest, al tramonto quando il crepuscolo tinge di rosa, di ocra e di marrone. Il ruolo dell'uomo nella cultura cinese antica, che era agricola, è ancora attivo in questa stagione: deve raccogliere, immagazzinare, sistemare per l'inverno. Vive una gioia raccolta, non quella esuberante dello slancio primaverile, ma la contentezza legata alla soddisfazione di vedere i frutti del raccolto. Quante feste in questo periodo: la vendemmia, la raccolta dei funghi e delle castagne; feste simboliche che permettono all'uomo di entrare in corrispondenza con l'energia della stagione e di riconoscere e di accettare la normalità dei cicli cosmici. Ma questa serenità che talvolta questa atmosfera autunnale ispira ci può portare un tocco di tristezza al pensiero che la vita è breve e che tutto volge alla fine. Il consiglio dei testi antichi è quello di reagire: anche in autunno, espressione dell'energia crepuscolare, il sole sorge tutte le mattine e ogni giorno è degno di essere vissuto in pienezza.

Gli organi più sollecitati in autunno sono il polmone e il grosso intestino, correlati al movimento Metallo. Come per la medicina occidentale, il polmone nella medicina cinese è responsabile della respirazione ed è chiamato 'ministro dell'energia', perché ha il compito di 'governare tutte le energie' che distribuisce e fa circolare. Governa per esempio la *zong qi* che presiede e controlla i movimenti ritmici e involontari dell'organismo: inspirazione ed espirazione, sistole e diastole. Controlla pure la *wei qi*, energia difensiva, che circola appena sotto la pelle, struttura organica che, per la legge dei Cinque movimenti, appartiene al movimento Metallo[184]. Il polmone è poi associato al naso, ai seni paranasali, alla gola, alla laringe e alla trachea: una debolezza della sua energia comporta un indebolimento dell'energia difensiva che renderà l'apparato respiratorio più vulnerabile alle

influenze climatiche.
A livello funzionale il *qi* di polmone può venire squilibrato dalla tristezza e viceversa, cioè malattie che colpiscono il polmone possono portare tristezza, melanconia, insoddisfazione per ogni cosa, sino ad arrivare alla depressione vera e propria.

La nostra medicina ha dimostrato oggi, scientificamente, che è vero quanto affermava già nei primi secoli a.C. la medicina cinese e cioè che la depressione indebolisce il sistema immunitario. Infatti, per essa, tristezza e depressione, portando attacco al polmone che controlla la *wei qi*, l'energia difensiva dell'organismo, indeboliscono la risposta immunitaria.
Il carattere *bei* che significa tristezza vede nella parte superiore una persona che si oppone a se stessa, schiena contro schiena. Ci si oppone alla vita, al desiderio di vivere. Questa lotta blocca e distrugge l'energia nella regione del cuore e dei polmoni; il blocco diviene debolezza fisica, il dolore depressione. Se fisiologicamente l'energia del Metallo condensa e concentra per ricondurre le ricchezze della vita all'interno, con la tristezza questo movimento diventa compressione che stritola il cuore e nuoce alla circolazione del sangue. Tristezza e abbattimento indeboliscono l'energia del polmone sino ad esaurirla. Se l'energia del polmone si indebolisce, tutto il corpo ne resta indebolito, perché la circolazione dell'energia è carente. Infatti, il polmone, maestro dell'energia, diffonde e ritma la sua propagazione in tutti i meridiani. I sintomi possono essere difficoltà a respirare, dispnea, oppressione toracica, astenia.
Il carattere *bei* può essere interpretato in un altro modo: schiena contro schiena possono essere anche due persone che vanno in direzioni diverse, opposte, che non si sentono e non si vedono più. Il blocco mentale ed emozionale crea un problema di comunicazione: la persona triste non ha più voglia di incontrare nessuno, non può più 'sentire' gli altri. L'essere schiena contro schiena può richiamare anche il simbolismo di Giano bifronte: un volto guarda il passato e uno guarda il futuro, non è dato di vivere il presente. Ogni persona che vive una mancanza di equilibrio emotivo non sa vivere pienamente l'oggi, ma è soverchiata dal peso del passato oppure è troppo protesa al futuro nella speranza di realizzare desideri mancati, sognando un domani migliore e vivendo in funzione di esso.

La tristezza comprende la malinconia, la pusillanimità, il rimpianto e naturalmente anche il dolore, come il dolore per la morte di un familiare. Solo in questo caso è fisiologico. Davanti alla morte del padre, al lutto per la perdita di persone care, la tristezza può essere un aiuto per raccogliersi in sé, per elaborare il lutto. Questo processo, dopo un tempo più o meno lungo (i Cinesi consideravano tre anni), porta da un lato a fare proprie le caratteristiche positive della persona che abbiamo perso e dall'altra a riportare alla normalità le capacità affettive.
La tristezza può purtroppo diventare un abito mentale; se diviene persistente può trasformarsi in depressione. Il carattere *chou*, depressione, raffigura in alto a sinistra dei chicchi di grano maturati con il fuoco dell'estate (carattere di destra); nella parte inferiore il radicale di cuore. Nel suo insieme indica l'autunno, l'autunno del cuore. La depressione è una pesantezza che si aggiunge alla tristezza, alla malinconia, ad altri sentimenti negativi e rende più difficile il loro superamento. Tutto è pena e desolazione.
La depressione per la sua gravità porta attacco a tutti gli organi e all'organismo nel suo complesso; infatti ostacola ogni movimento e intralcia tutte le circolazioni. Come dicono i testi classici, «in stato di depressione e di pena il *qi* si chiude e si blocca, pertanto non vi è più circolazione»[185].
A causa della depressione il cuore resta chiuso nella sua afflizione: sangue ed energia fanno fatica a circolare. La milza non nutre più gli arti che sono sotto la sua giurisdizione: ci si trascina a fatica. Il fegato colpito dalla depressione non dà più slancio alle circolazioni e al movimento della vita: ogni inizio di movimento è bloccato. L'elasticità muscolare e la vista, di pertinenza del fegato, sono debilitate e si può soffrire di forti tensioni muscolari, crampi, contratture. Il polmone non diffonde più le energie: l'energia nutritizia e l'energia difensiva diminuiscono, il sistema immunitario non risponde. I reni non tesaurizzano più il *jing* (energia materiale): la vitalità dell'organismo non si ricostituisce e viene meno.

Può essere veramente difficile liberarsi dalla depressione. Il consiglio dei testi antichi è che se è impossibile scacciare tristezza e malinconia dal lato mentale, occorre cercare di farlo partendo dal corpo. Ad esempio la medicina insegna, tramite le sue ginnastiche, il *Taiji quan* e il *Qi gong*, che il cambiamento della parte fisica, che si ottiene prati-

candole, induce sempre anche un cambiamento mentale.
Quando si è in questo stato consiglia anche di 'riprendersi in mano', anche nel vero senso della parola. Per esempio massaggiarsi e farsi massaggiare oltre a nutrire la pelle, struttura legata al movimento Metallo, può aiutare a rilassarsi e a porre la nostra attenzione sul corpo. Entrando in 'con-tatto' con il Sé più fisico, il lato mentale ne può beneficiare. Ci sono poi trattamenti, quali il massaggio Shiatsu e il massaggio cinese *Tuina*, che possono intervenire in modo più specifico su questi stati mentali. Usufruendo delle basi teoretiche della medicina cinese, trattano queste sofferenze con il massaggio di alcuni punti di agopuntura. L'agopuntura stessa, in modo semplice, è di grande aiuto per riportare l'equilibrio energetico che questi stati emotivi negativi turbano; si possono così risolvere le patologie fisiche e anche quelle psicologiche collegate a questi stati.
La medicina cinese, per combattere gli stati emotivi negativi, suggerisce di ricorrere a tecniche precise di respirazione. Al giorno d'oggi, con la vita frenetica che facciamo, sono in molti a sottolineare l'importanza della respirazione come pratica antistress. Se si vogliono accogliere i soffi che fanno la vita occorre, per così dire, creare degli spazi. Ricordiamo che tutte le filosofie orientali, ma non solo, fanno del saper respirare correttamente il primo passo verso la meditazione e verso le pratiche più spirituali, capaci di neutralizzare le emozioni negative. La tristezza con la sua pesantezza spesso ci fa cambiare la postura del corpo: le spalle ruotano verso l'interno, la regione dello stomaco si vuota, la testa pende in avanti. Respiriamo così con movimenti piccoli, creando tensioni alle spalle e alla nuca. Per favorire il passaggio dell'aria bisogna stare ben diritti ed equilibrare il tempo dell'inspiro e dell'espiro. Osserviamoci in vari momenti della giornata per capire come respiriamo, quali sono le parti che muoviamo, qual è il ritmo del respiro.
In qualsiasi libro di ginnastica, di *Qi gong*, di *Taiji*, abbondano gli esercizi di respirazione. Bisogna imparare a respirare in maniera lenta, naturale e totalmente cosciente. Nella maggior parte degli individui la respirazione resta automatica e inconsapevole e il diaframma resta praticamente immobile e irrigidito; la respirazione si limita a un 'va e vieni' nella parte alta dei polmoni: la relazione tra la parte alta e la parte bassa del corpo è così interrotta. Questo è normale in chi svolge un lavoro intellettuale o in chi è triste e depresso. Il respiro è corto, il tor-

ace è rigido, il ventre come annodato. Così alla sofferenza psichica si aggiunge quella più fisica: tensioni di ogni genere, dispnea, tachicardia, difficoltà respiratorie. Tutte le emozioni contenute e represse finiscono per accumularsi nella zona del cuore e quindi della cassa toracica. Imparare a respirare bene, fare esercizi di respirazione quotidiani permette di liberare la cassa toracica, le spalle, la nuca, l'addome da tutte le tensioni. Agire sul fisico porta sempre un beneficio alla mente.

Paura e spavento - *Kong Ju*

恐 懼

Kong - Ricci 6541: paura, timore. In medicina: sentimento legato ai reni, caratterizzato da un cedimento del flusso vitale.
Ju - Ricci 2806: avere paura, essere spaventati, essere inquieti.

La paura è il sentimento che, per la legge dei Cinque movimenti, è associato al movimento Acqua ed è in relazione con l'inverno, il Nord, il freddo, il buio e nell'organismo con i reni. Secondo la medicina cinese i reni sono di fondamentale importanza perché sono la sede delle energie ereditarie. Immagazzinano il *jing*, l'essenza, che è il nostro potenziale energetico che decresce con gli anni e che quindi dobbiamo custodire e non disperdere inutilmente. Grazie al *jing*, i reni reggono la riproduzione, la trasmissione della vita e del patrimonio ereditario; l'apparato genitale dell'uomo e della donna, come la vitalità sessuale, è di loro pertinenza. Essi sovrintendono, così, alla nascita, alla crescita e allo sviluppo dell'individuo. Una deficienza dell'energia dei reni può essere, nei bambini, la causa di ritardi della crescita e negli adulti causa di una senescenza precoce con astenie, affaticamento, fragilità ossea. A partire dal *jing* si formano il midollo, le ossa e i denti. Lo stato delle ossa, la loro robustezza ed elasticità dipendono perciò dalla buona funzionalità dei reni. La Tradizione associa al movimento Acqua la capacità dell'uomo di stare eretto. Quando l'energia dei reni è potente, l'individuo è ben radicato al suolo (il punto 1 rene si trova sotto la pianta del piede), con la colonna vertebrale ben diritta, presente alla vita. I tragitti dei meridiani di reni e vescica danno forza a questa

immagine perché circolano nelle gambe e lungo la schiena. La spina dorsale chiamata ‘albero della vita’ ospita il midollo spinale prodotto dall’energia dei reni e permette all’uomo di vivere ancorato alla Terra e teso al Cielo e di affrontare la vita con determinazione e vitalità.
Per la medicina cinese i reni sono pure legati al sistema nervoso centrale e presiedono ad alcune funzioni neurologiche quali la memoria. La memoria di ciò che ci ha formato, di quello che abbiamo vissuto consente un ritorno alle radici, a ciò che ci costituisce e questo permette di sviluppare la nostra progettualità nel desiderio di vivere in pienezza la vita. Sul piano psicologico, infatti, i reni sono la sede del volere inteso anche come forza psichica, come volontà di vivere e di realizzare tutti gli obiettivi che una persona si pone. Quando vi è una debolezza del *qi* di Rene, compaiono, perciò, indebolimento della memoria, mancanza di volontà, mancanza di determinazione e uno stato di senilità precoce[186].

> Una volta che il volere è colpito non ci si può neppure ricordare di ciò che si è appena detto; i lombi e la spina dorsale si irrigidiscono; l’uomo non può piegarsi né avanti, né indietro[187].

Gli effetti di indebolimento dei reni si ripercuotono perciò sulle ossa e in modo particolare sulla zona di comando, la regione lombare, e in generale su tutta la spina dorsale. Se l’energia dei reni è deficitaria, le loro essenze non possono più nutrire il midollo e le ossa; si perdono, quindi, agilità e capacità di movimento. La paura paralizza la mente come lo scheletro.
Per la medicina cinese l’energia dei reni e la volontà possono essere minate dalla paura e dagli shock. L’ideogramma *kong*, che significa paura, designa nella parte superiore un oggetto che viene percosso ripetutamente come il grande tamburo che veniva suonato nei villaggi per segnalare un pericolo imminente. Indica i colpi ripetuti, il battere veloce del cuore (il suo radicale è disegnato nella parte inferiore del carattere) che sempre accelera quando l’uomo prova paura. Il carattere *ju*, che significa timore, spavento, stato di shock, presenta nella sua grafia il radicale cuore scritto verticalmente a sinistra. A destra sono raffigurati degli uccellini su un ramo che tengono gli occhi sgranati (i due rettangoli in alto) per la paura del pericolo avvertito imminente: tutto il corpo è teso e in stato di vigilanza.

La medicina cinese dice che «sotto l'effetto di uno shock gli *Shen* sono colpiti e si agitano e si confondono»[188]. I sintomi sono riconducibili a quelli descritti dalla medicina occidentale: nervosismo, insonnia, palpitazioni, stato confusionale, turbe psichiche di vario tipo. Per la medicina cinese, inoltre, la paura può portare anche a un indebolimento della volontà di vivere, per l'attacco allo *Shen* dei reni, il volere (*zhi*).

> Sotto l'effetto di una paura di cui non ci si riesce a liberare si produce un attacco alle essenze. Una volta che le essenze sono attaccate vi è impotenza e cedimento: le essenze discendono da sole. È la capacità di tesaurizzare dei reni a essere colpita[189].

La capacità propria dei reni di tesaurizzare tutte le energie viene meno: tutto scende e si sperde. In caso di paura si possono avere fenomeni di incontinenza di feci e di urine e impotenza.

La paura è un sentimento che nel tempo ha avuto grandi evoluzioni. Nell'antichità una situazione pericolosa prevedeva l'incontro-scontro corpo a corpo con il nemico o la fuga da animali feroci quando non si era in grado di contrastarli. Quindi la paura attivava tutta una serie di processi che servivano a combattere o a fuggire per mettersi in salvo: bisognava essere in grado di reagire in modo pronto ed efficace al pericolo. In caso di paura il respiro si fa più frequente perché, per prepararsi in modo rapido all'attacco, si devono attivare i muscoli e per questo ci vuole più ossigeno; il ritmo cardiaco e la pressione del sangue aumentano per nutrire i muscoli, soprattutto quello degli arti inferiori in caso si debba scappare; si comincia a sudare per contrastare il riscaldamento dovuto all'attività fisica. Tutto il corpo e la mente sono concentrati su come si possa evitare il pericolo; non si riesce a percepire nulla, perché tutto il resto passa in secondo piano. Questa risposta automatica dell'organismo può essere indotta in situazioni di paura, anche quando, nel nostro mondo moderno, la paura è dovuta a fattori del tutto diversi, creando situazioni di grave disagio emozionale e psichico. Oggi è più facile aver paura di perdere il posto di lavoro, di non far fronte a problemi economici, a relazioni difficili. Queste situazioni di ansia e di paura possono attivare meccanismi non necessari alla nostra difesa personale come era percepita un tempo e creano forti disagi come nelle crisi di panico e nelle cosiddette

claustrofobie o agorafobie.
Ma senza parlare di sintomatologie psichiche rilevanti la nostra vita quotidiana può essere intessuta di espressioni che denotano incertezza, ansia e paura. Quante volte diciamo: «Ho paura di arrivare in ritardo», «Ho paura di non farcela», «Ho paura di non essere all'altezza». Tutte queste frasi con la parola 'paura' possono comunque parlare di un turbamento o di un disagio interiore che investono il nostro mentale di una carica negativa. Quante angosce riguardanti il futuro! Il difficile della paura è che spesso non sappiamo da che cosa derivi, può essere illogica, irrazionale, multiforme, molteplice.
Quando proviamo paura dobbiamo sì capire da che cosa dipende, ma essere anche consapevoli che forse dovremo fare un tratto di strada con incertezze e disagi e che la cosa più importante è prevedere di vivere e di relazionarci con essi. Come i pavidi uccellini che compaiono nell'ideogramma non dobbiamo rimanere rifugiati nel nido nell'attesa che arrivi mamma uccello a nutrirci, riscaldarci e risolvere i problemi, ma forse dobbiamo spiccare il volo con coraggio e accettare la vita come si prospetta, accettare di non avere soluzioni prefabbricate, accettare che non ci apparteniamo e che la nostra vita non ci appartiene. Forse l'essere capaci di non aggrapparsi a nulla, di ricercare stabilità unicamente nelle nostre forze interiori, con il tempo, crescendo, ci rende capaci di grandi libertà interiori e diventa il segreto della serenità.
Sperimentiamo ogni giorno che incontri, circostanze, disguidi, coincidenze, prove, rendono la nostra vita sempre diversa da quella che abbiamo programmato. Nonostante il tentativo di razionalizzare tutto e di tenere tutto sotto controllo, sempre qualcosa scappa. E questo ci fa paura. Ma anche nel nostro stesso organismo non è tutto voluto da noi: il cuore non batte in modo volontario, il sangue non circola per nostra volontà, ma questi processi involontari sono alla base delle nostre azioni volontarie. E così il disegno della nostra vita si realizza non completamente secondo il nostro progetto, ma secondo un'altra logica che gli antichi Cinesi chiamavano *ming*, i Greci fato e che oggi i più chiamano destino, ma che ha sempre un filo conduttore. Per chi lo trova e a partire da questo rilegge gli eventi della sua vita, è sempre provvidenza, perché ci obbliga a uscire dai nostri schemi e a ricercare questo Altro da cui riceviamo consistenza. Per chi crede questo, la paura può essere vinta dalla consapevolezza che «ciò che ci è dato

(proprio in quanto dato da un Padre che ci conosce e ci vuole bene molto più di quanto sia possibile a noi) ci corrisponde. Risponde cioè pienamente a come siamo fatti noi. È per la nostra felicità»[190].
Ma noi siamo gente di poca fede e continuiamo a costruire muri per difenderci dal dolore e dalle paure. Non ci è certo chiesto di abbatterli dall'oggi al domani. Prima occorre capire perché li abbiamo costruiti; poi dobbiamo accettare le nostre fragilità e le nostre paure. Bisogna osservarsi e analizzarsi con un atteggiamento compassionevole, con rispetto, sapendo che ricercare false tranquillità e sicurezze è solo un rafforzare le nostre paure. E così forse vedremo tutte le strategie che poniamo in atto quando, per paura, desideriamo fuggire e come riempiamo il vuoto che ci disorienta o che cosa facciamo quando ci sentiamo in ansia. Se perseguiamo un cammino di conoscenza interiore e spirituale, giorno dopo giorno, impareremo a non ricercare sicurezze che non siano quelle che provengono dal nostro cuore e dal rapporto con la Luce; impareremo a riconoscere la sofferenza che nasce dal rincorrere vani piaceri e l'inutilità di rifuggire il dolore. Finalmente riusciremo a non avere paura del futuro e ad andare incontro con fiducia al domani, affrontando serenamente la vita e non temendo la morte.
La paura più sottile e più tenace è, infatti, quella della morte forse perché ha radici profonde nell'inconscio. Molti elementi sono coinvolti: l'istinto di conservazione, la paura dell'ignoto, il malessere provocato dall'inatteso e dall'imprevisto. Nonostante ogni credo religioso il grande mistero che circonda questo passaggio è fonte di turbamenti profondi in tanti di noi. La soluzione non sta nell'allontanamento di ogni pensiero che concerne la morte ma in un faccia a faccia lucido con questa realtà. Il fatto di pensare almeno per qualche istante durante la nostra giornata alla morte può aiutarci a ricercare il significato della nostra vita, a relativizzare le situazioni, a farci riflettere sul fatto che tutto è transitorio e che quindi non vale la pena affannarsi. E i giorni della nostra vita saranno sempre più sereni e ricchi di gioia.

Le tecniche per la ricerca e il mantenimento della salute

Secondo la medicina cinese vi sono metodi differenti per mantenersi in buona salute. Come vedremo nel prossimo capitolo, in primo luogo vi sono semplici precetti dietetici, che consentono, con una nutrizione consona alla stagione, di prevenire l'instaurarsi delle malattie. In secondo luogo, la filosofia taoista tramite 'l'Arte del Vuoto del cuore' insegna a mantenersi sereni e ad allontanare le passioni.

Oltre a questi fondamentali insegnamenti la cultura cinese ha sviluppato numerose tecniche di longevità. «Esse costituiscono una specie di 'igiene santificante', conosciuta anticamente sotto il nome di *yang sheng*, l'arte di 'nutrire la vita'. A questa arte si riferiscono diverse tecniche alimentari, sessuali, respiratorie, ginniche. Oggetto di insegnamento esoterico, queste discipline hanno tutte alla base lo stesso principio: per conservare la propria vitalità bisogna adattarsi al ritmo della vita dell'universo»[191].
Le tecniche per mantenere la salute sono di diversi generi: pratiche di igiene come la respirazione; varie forme di meditazione; vari tipi di ginnastiche. Anche l'esercizio di alcune arti come la calligrafia e la musica è ritenuto dalla tradizione cinese molto utile per la salute.

Importanti sono tutte le tecniche per 'nutrire il soffio'. Questo soffio non è altro che il *qi* cosmico, principio di base di ogni realtà vivente, che l'uomo può assorbire con la respirazione. La respirazione è un atto di nutrimento per il corpo in quanto scambio costante e ritmico tra l'individuo e l'ambiente. Per accrescere il proprio *qi* e renderlo vigoroso, occorre da una parte 'espellere il vecchio e inspirare il nuovo', inspirando con il naso che corrisponde al Cielo ed espirando dalla bocca che corrisponde alla Terra. Dall'altra, occorre trattenere il soffio il più a lungo possibile grazie alla cosiddetta 'respirazione embrionale', chiamata così perché è simile a quella dell'embrione nel ventre della madre. Con questo termine si vuole ricordare che la respirazione non è un fenomeno puramente toracico, ma che si estende a tutti i tessuti e concerne in particolare gli organi che vengono così alimentati, analogamente a quanto avviene nel feto, da un apporto di ossigeno relativamente limitato, ma fisiologicamente valido. Il soffio catturato in questo modo acquisisce delle forze particolari capaci di guarire; se si impara a 'condurlo' nei vari organi è in grado di aiutare a ristabilire la salute.

La respirazione embrionale è un elemento fondamentale anche per tutte le ginnastiche che fanno parte del *corpus* della medicina tradizionale cinese come per esempio il *Qi gong* e il *Taiji quan*. Chi le pratica impara a far circolare armoniosamente il *qi* nell'organismo e a condurlo intenzionalmente nelle varie parti del corpo. Esercitandole, si impara a prendere coscienza del proprio corpo, dei suoi punti di forza e di debolezza, a tenere una postura corretta, a rilassare i propri muscoli e a muoversi in scioltezza con movimenti fluidi e armonici. La pratica consiste nell'apprendimento di una concatenazione di movimenti chiamati 'forma'. Quando si è in grado di riprodurre la forma in modo perfetto, si può cominciare a lavorare sulla respirazione. Gli esercizi di ginnastica accompagnati dalla respirazione embrionale fanno sì che il *qi* circoli potentemente, con comparsa di calore nel corpo. Questo calore era ben noto agli adepti dell'alchimia interiore che lo ritenevano indispensabile per compiere le trasformazioni necessarie per produrre l'embrione dell'immortalità. Il calore viene avvertito dapprima nei piedi e nelle mani, poi, a mano a mano che il soffio penetra nei meridiani, si estende al resto del corpo. Si può sudare molto e questa traspirazione non è prodotta da uno sforzo violento, in quanto i movimenti del *Taiji quan* sono lenti e non richiedono fatica, ma dal fluire del *qi*. La comparsa del calore è considerata una prova dell'efficacia e della corretta esecuzione dell'esercizio[192]. L'esecuzione di questa serie di sequenze coinvolge completamente anche la mente: oltre a percepire il movimento del proprio corpo ci si deve ricordare le sequenze degli esercizi. In questo modo, ci si libera dai pensieri e dalle emozioni. Vivendo il Vuoto del cuore, ci si rilassa e ci si libera dallo stress della giornata. Pacificata la mente, ci si può concentrare sulla circolazione del *qi*.

Con queste ginnastiche si lavora sul corpo, ma il cuore e la mente ne traggono grande beneficio. Del resto il soffio (*qi*) è strettamente legato agli Spiriti *Shen*, come afferma Sun Simiao, uno dei più grandi medici dell'antichità (681-772).

> Il corpo è la residenza degli *Shen*. Se spirito e soffio dimorano nel corpo, l'uomo è sano e forte, se si disperdono il cuore si indebolisce. Chi vuole custodire il proprio corpo pacifichi prima di tutto il suo spirito e il suo soffio. Il soffio è la madre dello spirito, lo spirito il figlio del soffio. Se spirito e soffio sono uniti è la Lunga Vita. Se si vuole pacificare il proprio

> spirito occorre custodire il Soffio originario. Quando il Soffio originario penetra nel corpo, lo spirito acquisisce la pace. Quando il soffio è vigoroso, il cuore è in pace e la mente quieta. Mantenetevi costantemente nell'origine del *Tao* e diventerete naturalmente Santi, il soffio comunicherà con lo spirito e lo spirito con la vostra natura profonda[193].

In questa visione che risente della mistica taoista, il corpo è «cosmicizzato» e spiritualizzato: è dimora degli *Shen* e delle energie cosmiche, cioè di Ciò che fa la vita.

Per mantenersi in armonia con l'universo, la tradizione taoista nei primi secoli ha anche insegnato meditazioni particolari[194]. Le più conosciute sono quelle basate sulla visualizzazione degli organi e degli *Shen* di ciascuno[195]. Il fine ultimo di tutte queste tecniche era quello di prolungare la vita, «fissando le anime spirituali (*Hun*) sulle carnali (*Po*)», cioè aiutando le istanze che animano i Cinque organi.
Le tecniche di visualizzazione, tipiche del taoismo religioso, consistono nel conoscere il nome segreto del viscere, nel richiamare alla mente la sua forma, lo spirito che vi abita, che spesso si presenta sotto forma di animale o di ragazzo vestito del colore corrispondente alla stagione. Ad esempio, il fegato è rappresentato come una zucca, il suo Spirito ha la forma di un drago (emblema dell'Est) verde (colore della primavera, stagione legata al fegato), oppure di un ragazzo di giada.
Altre meditazioni avevano come scopo la visualizzazione di astri e pianeti per potersi nutrire di luce, come per esempio quelle della Luna e del Sole, manifestazioni celesti dello *yin* e dello *yang*:

> Visualizzate costantemente nel vostro cuore l'immagine del Sole grande come una moneta e di colore rosso. Poi visualizzatelo con nove raggi. Dal vostro cuore/spirito entra nella gola e penetra nello stomaco... la notte assorbite la fluorescenza della Luna secondo lo stesso metodo del Sole. Visualizzate la Luna con dieci raggi di colore bianco che dal cervello scende verso la gola, tocca i denti e scende nello stomaco[196].

La meditazione continua ricordando i movimenti alterni, opposti e complementari, della Luna e del Sole, dello *yin* e dello *yang* che si uniscono e si allontanano. Non si tratta di un culto solare o astrale, ma solo di meditazioni sulla bipolarità fondamentale che anima l'universo e sulla concertazione dei due principi la cui alternanza nello spazio fa i quattro punti cardinali e nel tempo i solstizi e gli equinozi. Altre tecniche consistevano nel raggiungere lo stato estatico e fare viaggi immaginari ai confini dell'universo «senza uscire dalla propria stanza», come dice il *Tao Te King*[197]. Questi viaggi avevano come meta i Paesi lontani ancora vergini, ricchi di influssi e di potenze straordinarie, dove si potevano incontrare i personaggi leggendari della mitologia cinese che davano elisir per l'immortalità, piante miracolose, effluvi spirituali o insegnamenti e scritti particolari. Altre volte con questi 'viaggi' si raggiungevano i monti sacri e le cime, come il Taishan o il Kunlun, considerate 'assi del mondo'.

Tra gli strumenti per mantenere la salute la tradizione cinese annovera anche alcune arti come la musica e la calligrafia. «La musica ha un valore terapeutico perché ogni nota è messa in relazione con un organo del corpo, che può aiutare a mantenersi in salute.»[198]

Per quanto riguarda la calligrafia essa ha un valore del tutto particolare. Per parlarne, prima di tutto occorre sgomberare la mente dal significato che il termine occidentale richiama. La calligrafia non è *kalé gráphe*, 'la scrittura in bella grafia' dei Greci. Nessun cinese riconosce in questo nome quello che si intende per *shu*, scrivere. Essi tengono in grandissima considerazione la scrittura, quasi ne hanno una venerazione religiosa, forse per la sua origine sacra legata alla divinazione e al *Libro delle mutazioni*, forse per la certezza della sua virtù sciamanica. Sono convinti, infatti, che calligrafare fa bene, perché rende presenti delle entità, canalizza delle energie. Questa convinzione si palesa anche nel nome con cui era chiamato lo scriba, *shi*, termine che significa anche indovino. L'atto del sacerdote che faceva la divinazione, utilizzando un tizzone ardente appuntito per incidere i caratteri sul carapace di tartaruga, ricorda tra l'altro l'atto dell'agopuntore che immette l'ago nella pelle del suo paziente. In entrambi i casi una mano tiene uno strumento appuntito che viene applicato in un punto preciso di una superficie e con questo atto si materializza un percorso lineare (carattere o meridiano) e si apporta e si fa fluire il *qi*, l'energia vitale. Non per nulla quando una scrittura è riuscita si dice *you qi*. Questa espressione dice che un carattere può non solo mostrarci il flusso invisibile che ha attraversato chi l'ha scritto, ma anche far risuonare in noi la stessa potenza energetica e trascinarci nel movimento armonioso del *qi*, che fa la vita. Per questo i Cinesi dicono che una calligrafia riuscita è un disegno vivificante[199].

La scrittura non è altro che trasporre sulla carta, dopo averla percepita con esattezza, la stessa energia di cui è fatto l'universo, i Diecimila esseri e tutta la realtà che vive sotto il Cielo. Compito di chi scrive è prima di tutto fare il 'Vuoto' della mente per poter far emergere il principio che anima ogni cosa. Bello, nella calligrafia cinese, è il tratto animato di vita. Per questo scrivere richiede il vuoto, perché se il cuore è vuoto e sereno diventerà lo specchio dell'ispirazione stessa che diviene scrittura. Scrivere bene non è una prodezza tecnica, ma è un addestramento del cuore, del corpo e della mente per arrivare a una completa padronanza dell'inchiostro e del pennello, per poter trasmettere al tratto il soffio della vita. Scrittura e salute vivono della stessa ricerca di equilibrio e di armonia come testimonia Fabienne Verdier, famosa pittrice francese che, vivendo per dieci anni in Cina, ha appreso la tecnica della calligrafia e ne ha fatto un'opera d'arte:

> Mi esercitai per mesi e [il mio maestro] mi insegnò prima di tutto a sciogliere il mio bastoncino di inchiostro sulla pietra e a trarre profitto da quel rituale, da quel gesto ripetitivo che prepara l'artista all'atto di dipingere. Una maniera di lasciare il mondo degli uomini e di fare il vuoto dentro di sé. Mi insegnò anche a caricare il pennello di inchiostro, poiché nel suo mantello di crine si trova una riserva interiore che bisogna imparare a padroneggiare in verticale. Si tratta di prendere coscienza della pesantezza e della gravitazione universale, mentre il pennello diventa un autentico pendolo, un legame tra l'universo e il centro della Terra. Mi insegnò la postura del corpo: i due piedi fermamente ancorati a terra per nutrirsi delle energie del suolo. Dovevo imparare a rimanere ben diritta perché la corrente di energia fra Cielo e Terra potesse passare attraverso di me[200].

Per questo la calligrafia cinese oltre a essere un'arte antichissima è anche terapeutica: la sua pratica richiede serenità d'animo e concentrazione. Imparare a maneggiare il pennello è anche una forma di meditazione, un modo per entrare in contatto con ciò che ci anima e fa la Vita.

La ricerca della Lunga Vita

Il concetto di Lunga Vita

L'espressione Lunga Vita (*Chang Sheng*) nella cultura cinese ha una duplice valenza: da una parte designa la longevità da ottenere con uno stile di vita sano, vivendo la prevenzione, con l'aiuto di tecniche salutari e grazie ai sussidi che la medicina cinese offre; dall'altra è la ricerca vera e propria dell'immortalità, di paradisi beati a cui giungere da vivi, grazie all'ascesi spirituale e alle tecniche cosiddette di immortalità.

L'idea cinese di immortalità riguardava sia l'anima sia il corpo. La ricerca non mirava solo alla liberazione per via ascetica dalle costrizioni della vita e della morte, ma aspirava a trasformare il corpo perché, unitamente allo spirito, divenisse eterno. Per questo oltre a pratiche spirituali venivano ricercati metodi capaci di trasformare il corpo. Alcune iscrizioni su bronzi dell'epoca Zhou testimoniano che vi era una credenza nell'immortalità fisica a partire dal VII secolo a.C.[201]. Possediamo delle agiografie di immortali che si rifanno sia a documenti storici, attestanti viaggi alla ricerca di elisir e di droghe dell'immortalità, sia a fonti più popolari. La più nota è lo *Shenxianzhuan*, *Raccolta di biografie di immortali*, scritta da Ge Hong (283-343), grande medico e alchimista cinese.

La ricerca della Lunga Vita ebbe un grande impulso in ambito taoista durante l'epoca Han (II secolo a.C-II secolo d.C.). Il grande merito della scuola taoista è stato, infatti, quello di porre l'accento sulla vita. Predicando l'allontanamento dagli affari del mondo e dalla politica, cercava di accompagnare l'uomo verso una più grande comprensione dei misteri della natura e l'aiutava a scoprire il valore intrinseco della sua interiorità. Gli insegnamenti di questa scuola portavano alla scoperta del valore del Sé (*gui ji*) e della pienezza possibile della vita (*quang sheng*), riaffermando il valore della vita personale: *sheng*.

L'attenzione degli adepti taoisti si concentrava sulla vita, sulla vitalità personale, sulla vita della natura, sulla Vita in se stessa[202].
Il taoismo inoltre seppe raccoglie le esperienze dei *fangshi*, letteralmente 'uomini delle tecniche', che, nei primi secoli a.C., si dedicarono all'astrologia, alla divinazione, alla medicina, alla magia. Ideologicamente vicini alla 'Scuola dello *yin/yang* Cinque elementi', i *fangshi* erano dei ricercatori solitari che studiavano le leggi dei fenomeni naturali e che trasmettevano il loro sapere in scritti segreti. A partire da questo sapere esoterico si formarono delle correnti, dedite alla cosiddetta alchimia interiore, che ebbero il loro apogeo negli scritti di Ge Hong. Nella sua opera *Baopu zi, Il Maestro che abbraccia la semplicità* (del 320 circa) questo studioso affermò l'importanza dell'opera alchemica per la ricerca dell'immortalità, la necessità di seguire i principi della scuola taoista e le pratiche di igiene, di prevenzione proposte dalla medicina.
L'idea centrale della scuola alchemica era che il corpo umano, microcosmo in armonia con l'universo, potesse diventare un vero e proprio *athanor*, il fornello degli alchimisti, dove effettuare le trasformazioni corporali e spirituali per dar vita «all'embrione di immortalità». L'adepto doveva far nascere in sé questo embrione immortale che a mano a mano sostituisse il corpo mortale con un corpo sottile ed etereo, che al momento della morte gli consentisse di tornare, fisicamente, in Cielo[203]. Il ritorno all'Uno indifferenziato, al *Tao*, origine e fine di ogni essere vivente, è uno dei temi fondamentali del taoismo ed è lo scopo ultimo dell'uomo, che in questo modo torna ad unirsi a ciò che dimora per sempre. Grazie alla trasformazione delle energie vitali in essenze sempre più sottili ottenuta con continue meditazioni, con pratiche di igiene come la respirazione, con pratiche di visualizzazione degli organi, con i vari tipi di ginnastica, l'adepto raggiungeva uno stato di 'vuoto' e poteva dare vita al suo corpo sottile con cui accedere al Costante e all'Infinito.

> Raggiungere il Costante dà accesso all'Infinito
> Tramite l'Infinito... alla Via [*Tao*]
> Tramite la Via alla vita che permane
> E la fine della vostra vita non sarà la distruzione[204].

Per i taoisti l'unica immortalità possibile era la sopravvivenza del Sé, l'immortalità del corpo e dello spirito.

Ma al di là delle esperienze più esoteriche legate al taoismo, i grandi maestri insegnavano che la Lunga Vita è il risultato di azioni convergenti di tipo ascetico, ma anche soprattutto di un saper-fare pratico. Come ancora oggi insegnano i testi di medicina, esso è il giusto modo di comportarsi per non disperdere il patrimonio energetico che ci è stato dato alla nascita e per conservare la presenza degli Spiriti, dello spirito vitale (*jing shen*).

> Così dunque il saper fare è il mantenimento della vita.
> Non dimenticare di osservare le quattro stagioni
> E di adattarsi al caldo e al freddo
> Di armonizzare allegria e collera
> E di essere tranquilli nel riposo come nell'azione.
> In questo modo avendo tenuto lontana la venuta dei perversi
> Vi sarà la Lunga Vita e la Durevole Visione[205].

Nei testi classici che hanno dato fondamento alla cultura cinese sin dal V secolo a.C., si parla della possibilità dell'uomo di raggiungere se non addirittura l'immortalità, certamente la longevità. Questo obiettivo, attraverso le grandi intuizioni del pensiero cinese, attraverso i miti e le leggende, le cronache dei Santi re dell'antichità, gli insegnamenti dei grandi pensatori, ha dato un grande impulso e spessore a pratiche mediche preventive. Grazie alle continue domande che si sono posti sul significato della vita, i Cinesi erano consapevoli che è compito di ciascuno portare a compimento i giorni assegnati dal destino. Nel tentativo di raggiungere la santità che, come vedremo, è insieme fisica e spirituale, hanno ricordato che non basta vivere, ma occorre essere responsabili della propria vita. «L'apporto della cultura cinese è lì a ricordarci che ciascuno è chiamato - anche attraverso l'esperienza della malattia, purché se ne decreti il senso - alla consapevolezza dell'esistenza, alla rinascita dell'uomo *hic et nunc*, che, strappato dall'accadimento casuale, diviene, attraverso la ridenominazione di sé sul modello dell'Universo, immortale»[206].
Longevità per il pensiero cinese antico non è solo un vivere a lungo, ma anche un vivere bene. Il saper vivere per la tradizione antica è 'saper-essere', saper custodire il patrimonio energetico che si riceve alla nascita, che è limitato, mantenendo in armonia le componenti della propria persona, seguendo le leggi dell'universo, rettificando gli

squilibri e le perversioni che avvengono nel nostro animo come nel nostro corpo. In una parola, per prolungare la vita occorre vivere la prevenzione.

Vivere la prevenzione

Il concetto di prevenzione viene indirettamente richiamato dai termini cinesi che indicano la Lunga Vita (*Chang Sheng*).

Lunga Vita - *Chang Sheng*

長 生

CHANG - *Ricci 437: lungo, lunghezza, per lungo tempo.*
SHENG - *Ricci 9692: nascere, crescere, vivere, vita, durata della vita.*

Il carattere *chang*, lungo, ha un'etimologia molto suggestiva. L'antico pittogramma mostra dei capelli che hanno raggiunto una lunghezza tale (linea a sinistra) che bisogna trattenerli con un pettine, un fermaglio (linea a destra).

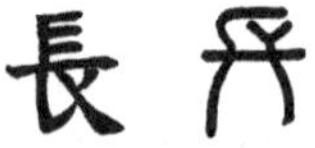

Il carattere *sheng*, vita, rappresenta una pianta che è ben radicata al terreno e che quindi può elevarsi con vigore.
Per la medicina cinese i capelli sono l'espressione del *jing* dei reni: se il *jing* renale è florido i capelli sono forti, lunghi, folti. Il *jing* è l'essenza che, nella sua parte 'innata' si riceve alla nascita e costituisce il patrimonio energetico ereditario; determina la crescita e lo sviluppo dell'individuo e la durata della sua vita. Il *jing* durante la vita diminuisce e può essere solo in parte reintegrato con il *jing* 'acquisito' che si assume con la respirazione e con l'alimentazione. Se si vuole vivere a lungo occorre custodire il più possibile il proprio patrimonio

energetico con uno stile di vita adeguato.

La Medicina Tradizionale Cinese è una medicina preventiva perché ha tra i suoi obiettivi primari quello di insegnare all'uomo a vivere bene, alimentandosi correttamente, conformandosi alle leggi dell'universo, per mantenere l'equilibrio *yin/yang* in cui consiste la buona salute. Le sue branche, la dietetica, l'agopuntura, la fitoterapia, le ginnastiche, le tecniche di massaggio, sono concepite innanzi tutto per correggere gli squilibri energetici prima che la malattia si sia scatenata.

> I Santi non aspettano che il male sia manifesto per trattarlo, ma se ne occupano prima che si manifesti. Attendere che la malattia si sia manifestata per porvi rimedio e che il disordine si sia insediato per occuparsene è come attendere di avere sete per scavare un pozzo e attendere che scoppi la battaglia per forgiare le proprie armi. Non è forse troppo tardi[207]?

La malattia, come abbiamo visto, non è un avvenimento accidentale esterno, ma dipende dal rapporto che l'uomo ha con il proprio Sé, dal suo stile di vita, dalla volontà di rispettare le leggi dell'universo.
La medicina cinese nel campo della prevenzione ha subìto gli influssi delle due maggiori scuole di pensiero presenti al momento della formazione delle sue basi teoriche; il confucianesimo ed il taoismo. Per i Confuciani si rimane sani vivendo in modo ordinato e seguendo una serie di precetti.

> Gli uomini dell'alta antichità erano osservanti della Via; si regolavano sullo *yin/yang*, bevevano e mangiavano con misura, lavoravano e si riposavano con regolarità, non si estenuavano in attività sconsiderate. Riuscendo così a mantenere l'unione tra il corpo e lo spirito, arrivavano al termine dell'età naturale e, centenari, se ne andavano[208].

Per i taoisti, che non miravano al bene sociale, che non si preoccupavano di ordinare la società e il comportamento degli uomini, ma che esaltavano la rinuncia agli onori e ai beni materiali, l'uomo realizza la sua felicità e il suo 'star bene', facendo ritorno all'Uno. Essi ricercavano l'elevazione spirituale con la sequela del *Tao*. I grandi maestri taoisti volevano, così, aprire l'uomo all'invisibile, perché prendesse coscienza della dimensione nascosta della sua esistenza e avesse una comprensione più grande dei misteri della natura e dell'universo.

L'uomo che ritrova il *Tao* nel suo intimo trova la verità di sé e partecipa alla stessa armonia che scandisce i ritmi universali e cosmici. Per i taoisti, perciò, la salute dipende dalla capacità da parte dell'uomo di ricercare la strada che porta alla santità che, per il pensiero cinese, si esprime anche nella longevità. Non c'era distinzione tra salute fisica e salute spirituale. Grazie alla comunione con il *Tao,* il Santo segue le leggi dell'universo e con uno stile di vita senza eccessi e in armonia con tutto, libero dalle passioni, non solo vive in pienezza la sua vita, ma preserva, grazie alla più grande serenità, l'energia vitale.

In questo capitolo esamineremo le indicazioni fondamentali, di ispirazione sia confuciana sia taoista, offerte dalla medicina cinese per raggiungere la longevità.

Gli aspetti normativi più importanti per vivere la prevenzione e mantenere la salute sono il sapersi alimentare correttamente e il sapersi adattare allo *yin/yang.* Per salvaguardare la salute la dietetica cinese dà alcuni semplici insegnamenti, espressi e approfonditi nei secoli in vari testi di medicina: mangiare poco e in modo variato, consumare cibi particolarmente ricchi di *jing*, rispettare le proibizioni alimentari, adeguare l'alimentazione al clima, bere molto tè, introdurre alimenti dietoterapici in caso di malattia e personalizzare il regime alimentari secondo l'età e l'attività fisica[209].

Per quanto riguarda il sapersi adeguare allo *yin/yang*, cioè il rispettare le leggi dell'universo, proveremo a capire, facendo alcuni esempi pratici, che cosa significhi 'adattarsi alle quattro stagioni'.

Esamineremo poi la parte più ascetica della prevenzione, che è la capacità di fare il 'Vuoto del cuore' per non cadere succubi delle emozioni negative, dello stress e di tutto ciò che ci allontana dalla gioia di vivere, cartina di tornasole del nostro vero stato di salute.

Per finire cercheremo di tratteggiare la figura del Santo, uomo dal fascino e dal carisma senza pari, asceta purissimo, ma nello stesso tempo uomo saggio e realista, consigliere degli imperatori. Per il fatto di essere presenza viva del *Tao*, grazie al 'Vuoto del cuore' e al 'Non-agire', con la sua sola presenza era in grado di riportare ogni situazione in armonia e ogni essere alla verità di sé; con il suo stile di vita riusciva a portare a termine i giorni ricevuti dal destino.

Adattarsi alle quattro stagioni
Si qi tiao shen da lun

I testi antichi di medicina[210], che sono tuttora validi per chi voglia conoscere la Medicina Tradizionale Cinese, sono nella loro unità e coerenza l'esplicazione e l'applicazione a tutti i fenomeni della vita dei pochi e principali postulati alla base della concezione dell'universo e dell'uomo del pensiero cinese antico. Tutto è infatti energia che si esprime in forme più materiali (il corpo) o più eteree (la mente e lo spirito); tutti i fenomeni possono essere letti in chiave *yin/yang*; tutto può essere analizzato e catalogato secondo i Cinque movimenti e le loro corrispondenze. Per capire e interpretare i fenomeni stagionali non si può non accennare a quest'ultima teoria.

Esiste, come abbiamo visto, un *qi* unico, cioè un'unica energia che si esprime in diverse maniere. I Cinque movimenti o elementi rappresentano cinque fasi dell'incessante trasformazione dello *yin/yang* e costituiscono la rappresentazione di cinque stati dell'energia cosmica che si succedono l'uno dopo l'altro secondo leggi e ritmi da cui dipende il mantenimento dell'equilibrio dell'universo. Essi catalogano e nello stesso tempo enucleano tramite il loro simbolismo i movimenti energetici diversificati; sono da una parte l'espressione differenziata dei soffi energetici e dall'altra l'emblema delle diverse qualità che questi soffi presentano. I Cinque movimenti sono il Legno, il Fuoco, la Terra, il Metallo e l'Acqua. Anche se il nome richiama alla mente un elemento, in realtà non sono entità materiali, ma categorie che devono essere conosciute per il 'campo energetico' che rappresentano. È per questo che il termine movimento è preferibile al termine elemento. Ogni movimento circoscrive una classe di funzioni e di qualità fra loro correlate, secondo una corrispondenza analogica. Così al *Fuoco* sono associati il Sud, considerato il punto di massimo calore, l'estate e il mezzogiorno; ad esso è abbinata la fase di massima espansione: è lo stato del 'grande *yang*'. All'Acqua, che in natura è per lo più fredda e spesso si presenta sotto forma di ghiaccio o neve, sono associati il Nord, punto di massimo freddo, l'inverno, la mezzanotte; ad esso sono abbinate tutte le funzioni che sono nella quiete: è lo stato del 'grande *yin*'. Al *Legno*, che simboleggia il germogliare delle piante, sono abbinati l'Est, punto cardinale del sorgere del sole, la primavera, tempo della germinazione e, per i Cinesi, inizio dell'anno, e l'alba; ad esso sono abbinate tutte le funzioni che sono in fase di crescita: è lo stato dello *yang* in crescita e dello *yin* in diminuzione, del 'piccolo *yin*'. Al *Metallo* sono correlati l'Ovest dove il sole tramonta, la fine del giorno e l'autunno. A esso sono abbinate tutte le funzioni in fase di declino: è lo stato dello *yin* in crescita e dello *yang* in diminuzione, del 'piccolo *yang*'. La *Terra* rappresenta l'equilibrio *yin/yang* nello spazio e nel tempo. In relazione al primo rappresenta il Centro di tutti i movimenti, il Centro energetico naturale da cui tutti traggono energia per potersi modificare e trasformare. In relazione al tempo rappresenta il centro dell'anno e il centro della giornata[211].

La teoria dei Cinque movimenti stabilisce corrispondenze analogiche all'interno di una visione energetica globale. Il reale risulta così strutturato da una serie di relazioni che coinvolgono l'uomo stesso. Grazie alle connessioni poste da questa teoria, gli organi e tutte le parti del corpo diventano 'ministri' dell'energetica cosmologica. Resta così possibile rintracciare nell'organismo umano gli stessi movimenti di energia che definiscono e strutturano l'universo. L'uomo diviene in questo modo un microcosmo, che del cosmo è allo stesso tempo effetto e modello; risponde, infatti, al Cielo e alla Terra e alle loro leggi. Ciò non va mai dimenticato pena la riduzione della visione dell'uomo da essere vivente nell'universo a macchina di organi della medicina positivista.

> L'uomo deriva dall'incrocio delle energie (*qi*) del Cielo e della Terra e obbedisce alle leggi delle stagioni[212].
> L'uomo dipende dal Cielo e dalla Terra: è in corrispondenza con i giorni e con i mesi[213].
> Il movimento naturale del *qi* si mostra in primavera, cresce in estate, si raccoglie in autunno e si ritira all'interno del corpo in inverno. L'uomo deve adattare la sua attività a questi movimenti[214].

Armonizzare lo spirito ai quattro soffi delle stagioni (*Si qi tiao shen da lun*) è il titolo del secondo capitolo del *Suwen*, interamente dedicato a descrivere il comportamento conveniente e salutare da tenere in ogni stagione.

Le stagioni sono l'espressione delle relazioni mutevoli che si instaurano tra Cielo e Terra, sono il ritmo che il Cielo imprime al dispiegarsi dei soffi e sono espressione dell'alternanza dello *yin* e dello *yang*. Il caldo ed il freddo sono i loro principali effetti sulla Terra e nell'uomo.

> Le quattro stagioni che dispiegano lo *yin* e lo *yang* sono la fine e l'inizio dei Diecimila esseri, tronco dove si radicano la morte e la vita. Chi va contro di loro distrugge la vita, chi le segue fedelmente previene ogni malattia. Ciò si chiama possedere la Via[215].

Osservare le stagioni vuol dire prestare attenzione al flusso naturale dei soffi, assecondandoli senza opporvisi.

> Solo il Santo, seguendo il corso naturale, salva i Diecimila esseri dalla perdizione e impedisce che si inaridiscano i Soffi della vita[216].

Seguire il corso naturale significa seguire le leggi dell'alternanza dello *yin* e dello *yang* e il movimento peculiare di ogni stagione: in primavera non contrastare lo slancio irresistibile del rinnovamento, l'espansione in tutte le direzioni del germoglio che rappresenta il giovane *yang*; in estate dare libero sfogo allo *yang* che, accrescendosi, dispiega la sua potenza; in autunno dopo la raccolta dei frutti, con lo *yang* che comincia a flettere e lo *yin* a salire, prepararsi alla spoliazione dell'inverno con un movimento di introiezione; in inverno custodire tutto all'interno, mentre gli effetti del gelo arrestano la vita e lo *yang* va in profondità, divenendo impercettibile.

> Per questo motivo i Santi con la primavera e l'estate mantengono lo *yang*, con l'autunno e l'inverno mantengono lo *yin*[217].

Adeguarsi alle quattro stagioni vuol anche dire neutralizzare gli attacchi dei fattori patogeni di tipo stagionale.
Questi insegnamenti, che risalgono ai primi secoli a.C., vogliono educare a vivere la prevenzione. Per capirli meglio, a titolo esemplificativo prenderemo in esame il testo che riguarda la primavera e l'estate in modo da poter fare una breve riflessione sul modo di procedere del pensiero cinese quando usa l'analogia. A partire da questi esempi si potranno capire le varie correlazioni e le implicazioni pratiche nella vita di tutti i giorni. L'Arte del vivere, basata su queste corrispondenze, conosce l'importanza di prevenire le malattie, per ricreare giorno dopo giorno, stagione dopo stagione, quell'armonia *yin/yang* di cui

siamo fatti e in cui consiste la salute. Potremo così modulare le nostre energie perché vivano in risonanza con quelle, infinite, della natura e del cosmo. Prendere coscienza dei movimenti energetici, cercare di percepirli, è forse il primo passo per recuperare questa saggezza antica e il nostro 'ben-essere'.

La primavera - Chun

> I tre mesi della primavera sono chiamati 'zampillare' e 'dispiegarsi'. Cielo e Terra, insieme, producono la vita e da questo i Diecimila esseri sono vivificati. Ci si corica a notte fatta, ci si alza all'alba. Si misura il cortile a grandi passi con i capelli sciolti e il corpo in libertà, esercitando il voler vivere: far vivere e non uccidere, donare e non sottrarre, ricompensare e non punire. Questa è la corrispondenza con i soffi della primavera, è la via che mantiene lo sbocciare della vita. Andare controcorrente porterebbe attacco al fegato[218].

Secondo la tradizione cinese la primavera appartiene al movimento Legno che esprime, tramite l'immagine dell'albero, la crescita ascendente dello *yang*. In natura, si rendono evidenti i primi segni della nuova vita dopo la pausa invernale. I germogli buttano, gli animali escono dalle tane, la crisalide si trasforma in farfalla, gli uomini riprendono i loro traffici. La primavera è il momento del ritorno alla vita, lo sbocciare; è lo slancio vitale che porterà al pieno sviluppo dell'estate. Nell'*Yijing*, *Il Libro delle mutazioni*, alla primavera è associato il trigramma *zhen* , 'il risveglio'. Con l'apparire in basso della linea continua *yang*, esso evoca la forza del Sole che si leva, la nascita dello *yang*, l'Est. In tutte le culture tradizionali, l'Est è il luogo da cui ci si aspetta il rinnovamento della vita.

• *L'energia climatica*. Il vento, *feng*, è l'energia del movimento Legno associata alla primavera. La sua prima caratteristica è la sua mobilità: in natura trasporta i pollini, i semi, i profumi, i suoni. Questa attività e questo per così dire entusiasmo sono vivi anche in noi, nel corpo come nella mente.
Il vento è, però, una delle principali cause di malattia. Quando attacca l'organismo i sintomi sono per lo più violenti e improvvisi: dolori acuti, mal di testa, febbre con brividi. I dolori muscolari o articolari

dovuti al vento si possono spostare velocemente in varie parti del corpo. La Medicina Tradizionale Cinese parla, oltre che di vento esterno, anche di vento interno con caratteristiche analoghe, ma con origini diverse. Il vento interno è provocato dalla cattiva funzionalità del fegato, organo correlato al movimento Legno, e può essere la causa di vertigini, tremori, parestesie. Il vento penetra particolarmente nell'organismo dai «punti vento»[219], localizzati quasi tutti sulla nuca e nella parte alta della schiena. Per questo è consigliabile portare una sciarpa e tenere queste zone sempre ben protette nei giorni in cui soffia il vento.

• *Il colore.* Il colore associato alla primavera e al Legno è il verde nelle sue varie tonalità fino all'azzurro; richiama quello della vegetazione che, in questa stagione, assume tutte le nuance dei virgulti e delle gemme. Questo colore ha la capacità di distendere e rilassare lo spirito e la mente, come tutti abbiamo sperimentato camminando nei parchi e nei giardini. I colori sono delle onde, delle vibrazioni che la medicina cinese ritiene positive: il verde per il fegato e la vescica biliare. Vestire di verde, mangiare alimenti verdi, osservare oggetti verdi, esporsi a raggi luminosi verdi, aiuta la funzionalità di questi organi.

• *Gli organi sollecitati dall'energia della primavera: il fegato e la vescica biliare.* In primavera gli organi chiamati in causa, cioè maggiormente attivati, sono il fegato e la vescica biliare che appartengono al movimento Legno: il fegato è l'organo *zang*, la vescica biliare è il viscere *fu*.

Compito del fegato è quello di 'dare inizio' e di mantenere i movimenti dell'energia, del sangue e dei liquidi, in modo che possano circolare in modo armonioso nell'organismo. Se il fegato svolge normalmente questa funzione, l'energia fluisce senza ostacoli, *qi* e sangue sono in armonia, i meridiani sono liberi, organi e tessuti sono ben coordinati. Ma l'energia del fegato è quella della primavera, del vento: ama lo slancio, ama salire. Se questo movimento è in eccesso si avrà una salita incontrollata dello *yang* con sintomi nella parte alta del corpo quali spasmi, contratture, crampi, cefalee, rossori agli occhi; l'individuo sarà agitato, irascibile, nervoso.

Lo *Shen* del fegato è rappresentato dagli *Hun*, capacità nell'uomo di immaginare, creare, progettare. Quando l'energia del fegato è

equilibrata si può provare il desiderio di creare: nascono nuove idee accompagnate da un grande spirito di iniziativa e dalla capacità di perseguire gli obiettivi. Le idee possono essere innovative e nasce allora il desiderio di trasmetterle; si possono palesare prontezza di spirito e bisogno di cambiamento.
Grazie agli *Hun*[220] il fegato è definito «un generale che elabora i piani»: pianifica lo sviluppo, ma elabora anche le strategie di difesa dell'organismo; procede per esempio all'eliminazione delle tossine. L'uomo che ha un *qi* di fegato forte ed equilibrato è intuitivo e perspicace, capace di analizzare, ponderare, scegliere e progettare non solo la vita, ma anche il senso della vita. Quando si verifica un attacco agli *Hun* e al fegato, quando la sua energia è deficitaria, si può perdere l'aggancio alla realtà, si farnetica e si sragiona. A livello emozionale, il fegato e gli *Hun* sono attaccati dalla collera che fa salire l'energia del fegato in controcorrente con sintomi quali vertigini, cefalea, acufeni, viso rosso.

La vescica biliare contribuisce al processo digestivo con il rilascio della bile. Ma, per la medicina cinese, ha anche un ruolo basilare nell'ambito del mentale: da essa dipende la capacità dell'uomo di fare le scelte corrette. La fedeltà alla propria natura, la giustezza dell'iniziativa, la capacità di decidere, l'avere il coraggio sono facoltà attribuibili a questo viscere. Prendere decisioni e attuarle implica sempre coraggio, soprattutto quando si vogliono operare dei cambiamenti nella propria vita. Quando l'energia della vescica biliare è debole l'individuo sarà indeciso, timido, pusillanime, codardo. Un eccesso di energia della vescica biliare porterà a decisioni affrettate, irascibilità, iperonirismo.

• *Le parti del corpo in relazione con la primavera.* Per la medicina cinese, il fegato controlla i muscoli per quanto riguarda il loro movimento. Il nesso analogico che congiunge Legno/fegato/muscolo/movimento è molto stretto, tanto che ogni movimento muscolare, fisiologico o patologico, è da riferire alla perturbazione dell'energia di questo organo: dalla piccola contrazione muscolare involontaria della palpebra, alla grande crisi convulsiva. La lentezza dei movimenti delle persone anziane e tutte le difficoltà legate alla deambulazione dipendono dalla diminuzione del sangue di fegato

che non è più in grado di nutrire adeguatamente le strutture muscolari.
«Il fegato si rivela all'esterno nelle unghie, all'interno nei muscoli»[221]: le unghie come i muscoli devono essere forti e avere elasticità. Unghie fragili che si spezzano, molli, sottili, sono segno di squilibri energetici del fegato.

• *L'organo di senso e la loro funzione: gli occhi.* L'organo di senso collegato al movimento Legno è l'occhio che consente il rapporto con l'esterno rapido e immediato. La capacità visiva di un individuo e la predisposizione ai disturbi degli occhi dipendono dallo stato dell'energia del fegato. Forse in primavera più che in altre stagioni si può soffrire di occhi rossi e brucianti, di pruriti, di suscettibilità alla luce, di lacrimazioni. Le lacrime sono pure in relazione con il fegato e il fatto di piangere troppo o di non riuscire a piangere può dipendere da squilibri di questo organo.
La vita di oggi non ci permette di esercitare molto la vista: rinchiusi in casa o negli uffici, nei vagoni della metropolitana, il nostro campo di visione è spesso limitato al retro della macchina che ci precede, allo schermo delle televisioni e dei computer. E forse il non stimolare mai la vista e il non allargare il campo visivo influiscono anche sui nostri atteggiamenti mentali. In effetti le immagini ricevute dalla vista vengono bene o male riflesse sul piano mentale e affettivo. Se il campo visivo si restringe, la memoria resta sempre meno sollecitata, gli schemi di riferimento si semplificano e noi crediamo che le cose stiano come le vediamo e così abbiamo una visione ristretta della realtà. Se invece allarghiamo il nostro campo visivo esterno e interiore forse riusciremo a vedere le cose esattamente come sono e così avere una lucidità di giudizio e di decisione che dovrebbero essere di competenza di un fegato e di una vescica biliare energeticamente in equilibrio, cioè sani.

• *Il sapore degli alimenti e la dieta in primavera.* La dietetica cinese è molto affascinante e complessa. È basata sul sapore e sulla natura degli alimenti che a seconda delle corrispondenze e delle classificazioni possono tonificare o disperdere l'energia dei vari organi, riportando sempre in equilibrio le componenti *yin* e *yang* dell'organismo. La dietetica quindi per la medicina cinese è curativa non solo per i principi attivi contenuti negli alimenti, ma anche per la capacità

di compensare i vari squilibri energetici dovuti alla costituzione o alla malattia. Le indicazioni dietetiche in medicina cinese vanno sempre personalizzate.
Il sapore che corrisponde al Legno e alla primavera è l'acido, nelle sue diverse gradazioni. In forma moderata, l'acido nutre l'energia *yin* del fegato; ha un'azione retraente che tende a bilanciare il movimento di dispersione e diffusione tipico del movimento Legno. Tuttavia un eccesso di sapore acido nuoce al fegato, ai muscoli, alle carni, alle labbra e alla milza. Alcuni alimenti di sapore acido sono: tra i cereali il grano; tra le verdure il fagiolo piccolo, il sesamo, il pomodoro e il porro cinese; tra i frutti innanzi tutto la prugna, l'arancia, il pompelmo, l'uva, le fragole; tra le carni il pollo, tra i latticini il formaggio di capra, lo yogurt. Assumerli in modo equilibrato in primavera aiuta il fegato.

• *Come adattarsi all'energia della primavera.* La primavera è il momento del risveglio. Il desiderio di muoversi può diventare imperioso, ma occorre rispondere a questa esigenza del nostro organismo in modo equilibrato: il gatto che si stira in modo lento, flessuoso e piacevole può dare l'immagine di ciò che prima di ogni altra cosa ci è richiesta. Un lavoro muscolare è utile per liberarci dalle tossine che abbiamo accumulato durante l'inverno. Il *Suwen* parla di movimento fisico all'aria aperta, in libertà. Dopo il riposo dell'inverno anche il corpo sente il bisogno di recuperare la propria agilità. Il sistema muscolare che, come la primavera, appartiene al Legno, in questa stagione è chiamato a rigenerarsi dopo il riposo invernale. Sarebbe importante ricercare durante la giornata uno spazio da dedicare al movimento. Soprattutto se si conduce una vita sedentaria è meglio preferire le scale all'ascensore e il camminare al prendere la macchina o la metropolitana. È meglio un'attività morigerata «in cortile» come dice il *Suwen*, perché darsi a maratone se non si è allenati porterebbe danno al fegato. Piuttosto poniamo attenzione a come camminiamo, alla nostra postura, a quali muscoli muoviamo, se piede, gamba, ginocchio si articolano bene, se muoviamo tutte le articolazioni, se siamo in asse, se la testa è allineata alle spalle e se le orecchie sono in linea con le anche. Spesso quando camminiamo abbiamo una meta e così siamo tutti tesi e protesi in avanti, siamo contratti e invece di sciogliere i muscoli ci blocchiamo sempre di più. Il corpo non deve essere il mezzo

di trasporto della mente. Mentre camminiamo proviamo a far tacere la mente e a vivere e sentire il nostro corpo: i piedi che si appoggiano bene al suolo, le ginocchia che si piegano, la schiena che si allinea, le spalle che si devono rilassare, la testa che, grazie al mento un poco abbassato, si 'posa' senza tensioni sul collo. E mentre percepiamo il piacere del corpo che si scioglie e ci risponde, la mente si libera, almeno per qualche istante, dalle preoccupazioni, dai pensieri negativi, dell'ansia del futuro e questo breve distacco può portare a riconsiderare le cose da un altro punto di vista, forse più positivo.
Il camminare sollecita anche i meridiani di fegato e vescica biliare che hanno il loro tragitto nella parte interna ed esterna delle gambe; utili possono essere anche tutti gli esercizi di stretching che riguardano gli arti inferiori.
Le conseguenze dello stress si manifestano sovente anche nella parte alta del corpo: spalle, nuca, testa. Le rigidità muscolari in queste zone sono molto dolorose e compaiono spesso in primavera se l'energia del fegato, in stato di squilibrio, sale. La nuca presenta punti importanti del meridiano di vescica biliare: massaggiarla può risolvere alcuni problemi.
Utile è anche camminare a piedi scalzi, perché secondo le teorie della riflessologia tutto il nostro corpo è riflesso nei piedi e quindi, camminando, ne massaggiamo tutte le varie parti. Inoltre, secondo la medicina cinese, al centro della pianta dei piedi è situato il punto 1 Rene, chiamato *Yong quan*, Sorgente zampillante, che ha il potere di tranquillizzare lo spirito, di calmare la mente e, a livello fisico, di contrastare i sintomi quali cefalee, vertigini, acufeni, crampi muscolari, agitazione, insonnia, dovuti al vento e agli squilibri dell'energia del fegato.

L'estate - Xia

I tre mesi dell'estate sono chiamati proliferare e sviluppare il fiore. I soffi del Cielo e della Terra si intrecciano, i Diecimila esseri fioriscono e fruttificano. Ci si corica quando fa notte; ci si alza all'alba. Non ci si lascia opprimere dal Sole. Si esercita il volere, ma senza violenza, assecondando lo splendore della bellezza e della forza che portano a compimento in questo periodo le loro promesse; bisogna assecondare lo scorrere dei soffi che preferiscono in questo momento esteriorizzarsi. Così ci si conforma ai soffi dell'estate ed è la via per mantenere la crescita della vita. Andare controcor-

Cinque movimenti	**Legno**	**Fuoco**
Punti cardinali	Est	Sud
Ore del giorno	alba-ore 6	mezzogiorno-ore12
Stagioni	primavera	estate
Energie climatiche	vento	calore
Fasi yin/yang	*yin* calante	grande *yang*
Evoluzioni	generare	crescere
Pianeti	Giove	Marte
Note musicali	*jue*	*zhi*
Numeri	otto	sette
Colori	bluverde	rosso
Organi	fegato	cuore
Visceri	vescica biliare	intestino tenue
Organi di senso-orifizi	occhi	lingua
Funzioni	vista	tatto
Parti del corpo	muscoli	vasi
Umori	lacrime	sudore
Manifestazioni esterne	unghie	incarnato
Polso caratteristico	a corda-teso (*xian*)	a uncino (*gou*)
Spiriti	Anime *Hun*	Spiriti *Shen*
Emozioni	collera	allegria e gioia
Virtù	senso dell'umano (*ren*)	senso dei riti (*li*)
Vocalizzazioni	grida	risa
Odori	rancido	bruciato
Sapori degli alimenti	acido	amaro
Natura degli alimenti	tiepida	calda
Frutti	prugna	albicocca
Ortaggi	porro	scalogno
Cereali	grano	miglio glutinoso
Carni	pollo	montone

Le corrispondenze secondo i Cinque elementi nei testi classici di medicina. Si veda Huangdi Neijing Suwen, *capitoli 4-5-10-23*.

rente arreca danno al Cuore[222].

L'estate è la stagione correlata al movimento Fuoco. Ciò che era

Terra	**Metallo**	**Acqua**
Centro	Ovest	Nord
ore 15	tramonto-ore 18	mezzanotte-ore 24
quinta stagione	autunno	inverno
umidità	secchezza	freddo
yin / *yang*	*yang* calante	grande *yin*
trasformare	raccogliere	conservare
Saturno	Venere	Mercurio
gong	*shang*	*yu*
cinque	nove	sei
giallo	bianco	nero
milza	polmone	rene
stomaco	grosso intestino	vescica
bocca	naso	orecchie
gusto	odorato	udito
carni	pelle e peli	ossa e midollo
saliva	muco	bava
labbra	pelle e peli	capelli
intermittente (*dai*)	superficiale (*mao*)	di pietra-profondo (*shi*)
Proposito *Yi*	Anime *Po*	Volere *Zhi*
pensiero ossessivo	tristezza	paura
fedeltà-fiducia (*xin*)	senso dei doveri (*yi*)	saggezza (*zhi*)
canti	singhiozzi	sospiri
dolciastro-aromatizzato	marcio	fermentato putrido
dolce	piccante	salato
neutra	fresca	fredda
giuggiola	pesca	castagna
malva	cipolla	fagiolo foglie
miglio non glutinoso	riso	fagiolo grande
bue	cavallo	maiale

sbocciato in primavera giunge a maturazione. Il Fuoco è luce, splendore, calore, movimento, danza, capacità di trasformazione tramite combustione, facoltà di propagazione. Nella cultura analogica cinese, il Fuoco è il simbolo del massimo *yang* che si realizza nel tempo in due momenti: a mezzogiorno nel ciclo giornaliero e nel solstizio

d'estate nel ciclo annuale. Nello spazio il Fuoco è associato al Sud. La natura del Fuoco è di produrre calore e di illuminare. Per questo, uno dei suoi effetti è *ming*, la chiarezza che richiama *shen ming*, la lucidità della mente, che si sperimenta quando gli *Shen* che hanno la loro sede nel cuore sono tranquilli, perché il cuore è sereno e in pace. Il Fuoco brilla, riscalda, si propaga a immagine della gioia e dell'allegria che sono i sentimenti correlati al cuore, con cui si è in grado di trasmettere il proprio 'calore' e di riceverlo. L'eccesso di calore emotivo può trasformarsi in passione che brucia; togliendo il riferimento al Centro, lascia l'uomo disorientato.
L'energia dell'estate favorisce l'alzarsi presto e l'andare a letto tardi, promuove un'attività intensa, spesso legata al desiderio di comunicare, di festeggiare. È la stagione delle riunioni e degli scambi, della gioia, della danza, delle risate. Il corpo libero nei vestiti leggeri ama rivestirsi di colori forti; è giusto rompere le abitudini e uscire, cercare la vita all'aria aperta per nutrirsi di colori, di sapori e di impressioni diverse.

• *L'energia climatica*. Il calore, *re*, è l'energia climatica collegata al Fuoco. Può presentarsi come calore benefico o come fuoco canicolare. Il Sole è vita e calore; prendere il sole con le dovute precauzioni combatte la depressione e aiuta la struttura ossea in quanto fissa la vitamina D. Ma il calore eccessivo dissecca la pelle e porta attacco all'energia del cuore.
Il calore può avere un'origine interna. Si sviluppa quando ci alimentiamo in modo scorretto, per esempio quando mangiamo alimenti di natura calda in estate, o quando ci lasciamo prendere dalle passioni; può dipendere anche da un vuoto energetico di un organo o essere collegato a malattie croniche.
L'eccesso di calore nell'organismo, di origine sia esterna sia interna, si manifesta con segni e sintomi detti da calore quali colorito rosso del viso, punta della lingua rossa e dolente, mancanza di sudorazione, contrazione della diuresi, stipsi, calore della cute, cefalea, febbre, agitazione dovuta sia a eccesso di attività sia a squilibri emotivi.

• *Il colore*. L'estate è correlata al rosso che è il colore del fuoco, il colore più caldo nella scala dei colori. Poiché simboleggia potenza e vitalità è molto amato dai Cinesi che lo usano nei tessuti, nelle lacche, nell'illuminazione. Il rosso è anche il colore del cinabro, il solfuro di mercurio, usato dagli alchimisti per trasformare i minerali in oro. 'Campo di cinabro' è il nome delle tre zone del corpo dove avvengono le trasformazioni fisiche, e anche interiori, con cui i taoisti riuscivano a far nascere l'embrione di immortalità. Il campo di cinabro mediano, zona in cui è localizzato il cuore, si chiama Palazzo scarlatto. Il cuore, organo del movimento Fuoco, pompa il sangue rosso, principio di vita. Il colorito rosso del viso può essere segno di una forte emozione come in caso di collera o di vergogna. Il rosso può segnalare anche squilibri energetici quando, per esempio, compare sulla punta della lingua.

• *Gli organi sollecitati dall'energia dell'estate: il cuore e l'intestino tenue, il ministro del cuore e il triplice riscaldatore.* Gli organi che si attivano particolarmente in estate sono il cuore e l'intestino tenue. Ad essi si associano altre due funzioni energetiche: il ministro del cuore o pericardio e il triplice riscaldatore. Quest'ultimo non è un viscere vero e proprio, ma un insieme di funzioni che garantiscono i processi fondamentali del metabolismo. Il suo compito è quello di armonizzare la circolazione delle diverse energie, ereditaria, difensiva, nutritiva, e di regolare la circolazione dei liquidi.

Il cuore, come si è visto, è l'organo più importante in quanto è la residenza degli *Shen;* è l'organo dell'intelletto e dell'affettività e svolge tutte le funzioni che per la nostra medicina fanno capo al cervello. Quando il cuore è attaccato nei suoi *Shen* si hanno sintomi quali agitazione, insonnia, paure, angosce, stati confusionali, palpitazioni, aritmie. Inoltre il cuore produce il sangue e la sua energia, unitamente alla *zong qi,* lo fa circolare. Quando il *qi* di cuore è debole il sangue circola lentamente e l'organismo non viene nutrito in modo sufficiente. Così si possono avere astenie, sudorazioni spontanee e tutti i disturbi del circolo.

Quattro sono gli organi appartenenti al movimento Fuoco e quattro sono i meridiani lungo cui troviamo i punti che hanno un'azione particolare su questo movimento. I punti del meridiano del cuore hanno prevalentemente un'azione sulla sfera psico-affettiva, mentre quelli del ministro del cuore controllano l'attività cardiaca e neurovegetativa. I punti del meridiani di intestino tenue e di triplice riscaldatore sono in grado di regolare la presenza di calore nell'organismo e la sua distribuzione, sempre in correlazione con i liquidi.

• *Le parti del corpo in relazione con l'estate.* I vasi sanguigni che consentono di apportare calore, nutrimento e *Shen* a tutto il corpo sono di pertinenza del cuore e del movimento Fuoco. Essi trasmettono anche le informazioni da ogni zona dell'organismo allo *Shen* del cuore.
La circolazione del sangue in medicina cinese è strettamente legata a quella dell'energia. La circolazione dell'energia/sangue può essere perturbata in estate dal calore. Spesso soffriamo di stasi di sangue agli arti inferiori che possono portare alla formazione di varici con possibili edemi e cellulite. L'energia estiva incoraggia e favorisce il movimento, il correre, il camminare e tutti gli sport all'aria aperta. È dunque fondamentale rispondere a queste sollecitazioni muovendoci più del solito. Utili possono essere degli esercizi per le braccia. Infatti, i meridiani del cuore e dell'intestino tenue, del maestro del cuore e del triplice riscaldatore passano per gli arti superiori. Per mobilizzare l'energia di questi meridiani si possono fare esercizi semplici riguardanti la motilità delle braccia; possono consistere in semplici rotazioni delle braccia, stiramenti delle dita, massaggi che partano dalle dita delle mani, passino ai polsi e salgano sino alle ascelle dove, all'apice, si trova il punto 1 Cuore. Questo punto fa circolare l'energia, calma lo *Shen*, calma i dolori alla regione cardiaca, i dolori costali, i dolori alle braccia e alle spalle.
Numerosi vasi sanguigni passano dal viso; così il colorito del viso è indice dello stato energetico del cuore. Un incarnato rosato e luminoso è segno che l'energia del cuore è equilibrata; se è smorto e senza luce, l'energia è deficitaria.
La secrezione associata all'estate è naturalmente il sudore, che permette di difenderci dal caldo, grazie alla dispersione della temperatura del corpo: l'acqua, disperdendosi, regola il fuoco dell'organismo. Una mancanza, un eccesso o un'alterazione nella produzione di questo secreto possono essere un segno premonitore di turbe, anche gravi, della salute. Sudori freddi, traspirazioni profuse senza cause particolari, traspirazioni localizzate al torace o alla testa, piedi e mani sempre umidi denotano uno squilibrio energetico, uno stato di vuoto che riguarda il cuore o i reni.

• *Gli organi di senso e la loro funzione: il tatto e la lingua.* Due sono gli organi di senso del movimento Fuoco: il tatto e la lingua. La medicina cinese dice che se l'energia del cuore è equilibrata la lingua può percepire correttamente i sapori. L'esame della lingua è un elemento di diagnosi importante in medicina cinese, perché sulla sua superficie si riflette lo stato energetico dei vari organi[223]. L'esame comprende l'analisi della sua struttura e l'osservazione dell'induito o patina linguale. Ad esempio, la punta della lingua corrisponde al cuore. Se è molto rossa e brucia è segno di una presenza di calore in eccesso nell'organismo.
La lingua, inoltre, è il principale organo di produzione della parola, di quella attività che consente all'uomo di manifestarsi all'esterno, di esprimersi. Anche le risa per la medicina cinese sono legate al movimento Fuoco, all'estate, al cuore. Il ridere scioglie le energie troppo concentrate, [redacted] permette l'esteriorizzazione delle emozioni a lungo trattenute. Anche noi diciamo che il «buon riso fa buon sangue». La gioia è accompagnata dal sorridere. Ma gli eccessi sono sempre segno di squilibri. Il continuo parlare, il ridere smodato o a sproposito sono segni di perturbazione degli *Shen* e dell'energia del cuore.

• *Il sapore degli alimenti e la dieta in estate.* Il sapore del Fuoco si rivela nell'amaro, che ricorda il sapore del cibo a lungo grigliato e bruciato sul fuoco. L'amaro ha un'azione dinamica, indurente (*jian*) che dipende dall'eliminazione dell'acqua dagli alimenti. In quantità moderata sostiene il cuore e quindi va preferito in estate. Gli alimenti di sapore amaro sono tra le carni il montone, la pecora e l'agnello; tra i cereali, il riso glutinoso, l'orzo o, secondo talune tradizioni, il grano; tra le verdure lo scalogno, la rapa, la lattuga, l'indivia, gli asparagi, il rabarbaro, la verbena; tra la frutta, l'albicocca. Assunti in giusta quantità, questi alimenti nutrono il cuore, particolarmente attivato in questa stagione. Ma in estate è importante anche considerare la natura degli alimenti. La dietetica è, infatti, il modo più semplice per seguire i movimenti stagionali di energia, e per contrastarne gli effetti nocivi. In estate è utile assumere alimenti classificati come freschi o freddi, evitando invece tutti gli alimenti che hanno un'azione riscaldante come le carni. Per equilibrare il caldo (*yang*) occorre assumere molte verdure crude, ricche di acqua (*yin*), e molta frutta, avendo l'avvertenza di assumerla lontano dai pasti per non alterare la digestione. Indicati sono i pompelmi, le fragole, le pere, le albicocche, il melone, l'anguria. Infine è utile bere molto, lontano dai pasti, utilizzando anche infusioni a base di tè o menta o verbena.

- *Come adattarsi all'energia dell'estate*. L'estate come stagione in cui il clima raggiunge il massimo caldo richiede un'attenzione particolare nel cercare di portare in armonia e in equilibrio le energie *yin* e *yang*.

Secondo la Medicina Tradizionale Cinese, l'aumento della temperatura ambientale provoca un aumento del calore dell'organismo e quindi dello *yang*. Segni dell'aumento dello *yang*, dovuti sia al clima sia all'attivazione dei meccanismi fisiologici di riequilibrio endogeno, sono: il senso di calore, l'accelerazione del battito cardiaco, l'aumento della sudorazione, la tendenza a dormire di meno. L'aumento dello *yang*, se diviene eccessivo, indebolisce lo *yin*, costituito soprattutto dal sangue e dai liquidi corporei, e altera le sue funzioni di rinfrescare, inumidire, nutrire.

In estate, il sangue diventa più superficiale e si muove più rapidamente per raffreddare l'eccesso di *yang*. Se il sangue non è sufficiente, può comparire un senso di debolezza generale. I liquidi seguono gli stessi movimenti del sangue e diminuiscono a causa della sudorazione, se divengono deficitari si può soffrire di stipsi. L'aumento della sudorazione serve a disperdere l'eccesso di *yang*, ma può comportare una sofferenza di quelle strutture che maggiormente hanno bisogno di liquidi, in particolare lo stomaco e la milza. Questi organi, in caso di eccessivo impoverimento di liquidi, non funzionano in modo corretto, causando una diminuzione dell'assorbimento di sostanze nutritive con comparsa di uno stato di stanchezza diffuso; ci si sentirà debilitati e senza forze e sul piano psichico ci sarà una tendenza all'iperattività, all'agitazione e all'insonnia.

Il 'clima' che viviamo dipende anche da quello che mangiamo. Secondo la dietetica cinese, la carne, le spezie, l'alcol, il caffè, i grassi sono alimenti riscaldanti: vanno quindi assunti con moderazione in estate. Per contrastare gli effetti del calore si devono prediligere alimenti che tonificano il sangue e i liquidi, come orzo o riso, la verdura, mangiata soprattutto cruda: insalate miste con cetrioli, rapanelli, pomodori e carote, condite con olio e limone, per le loro caratteris-

tiche rinfrescanti. In alternativa si possono mangiare spinaci, piselli e bietole. Ottimo il pesce, soprattutto quello magro e di natura fresca come il pesce bianco, cefali, granchi, ostriche, polipi, seppie. Proibiti i formaggi stagionati; potranno essere consumati con moderazione i formaggi freschi, meglio se di capra o di pecora e lo yogurt.
Secondo la tradizione cinese anche il modo di cuocere gli alimenti deve essere in accordo con la stagione. In estate bisogna evitare i fritti e anche la cottura alla brace. Gli alimenti cotti al fuoco vivo apportano molto calore e anche il vino che accompagna le grigliate estive è di natura calda. Per le loro qualità rinfrescanti sarebbe meglio bere tè o tisane di menta e preferire cotture brevi e soprattutto al vapore.

Durante i mesi estivi è più facile, come ricorda il testo che abbiamo citato, coricarsi tardi. Ma anche la vita notturna che duri a lungo nel tempo fa male alla salute. Al mattino si riattiva l'energia *yang* che favorisce l'attività. Alla sera il declino dello *yang* e la nascita dello *yin* richiedono il riposo. Il fegato durante la giornata libera il sangue e lo distribuisce grazie al cuore. Durante la notte, come è detto nei testi di medicina, il «sangue ritorna al fegato»[224]. Ora se noi costantemente prolunghiamo i periodi di veglia, se lavoriamo e teniamo alta la concentrazione mentale e visiva, il sangue non può tornare al fegato e tutte le funzioni del corpo sollecitate in 'contro ritmo' si esauriscono. Nascono così stati di affaticamento importanti spesso accompagnati da stati di irascibilità. Ancora una volta possiamo toccare con mano quanto lo stile di vita che adottiamo possa incidere in modo positivo o negativo sul nostro benessere.
Il calore porta soprattutto attacco al cuore in quanto sede degli *Shen*. Un indebolimento dell'energia del cuore può causare insonnia con difficoltà ad addormentarsi, risvegli frequenti, sonno agitato, accompagnato da numerosi sogni. A questo scopo è importante pacificare lo spirito, liberarsi dalle emozioni. Molto utili possono essere alcuni esercizi o tecniche che aiutino a rilassarsi prima di addormentarsi per favorire un sonno tranquillo. Importante è non andare a dormire subito dopo un pasto abbondante, dopo aver svolto lavori intellettuali che abbiano richiesto molta concentrazione oppure dopo aver sostenuto discussioni. È facile comprendere che un'attività mentale o emozionale che ha fortemente sollecitato il nostro organismo non può essere bloccata immediatamente. Può essere d'aiuto fare una

doccia, prendere una tisana rilassante, fare alcuni semplici esercizi di respirazione, distrarre la mente con una lettura piacevole in modo che i problemi o le immagini che hanno continuato a ingombrare la testa smettano di torturare la mente. Vi sono molti manuali che riportano esercizi che aiutano a rilassare il nostro corpo una volta sdraiati. Tutti tendono a porre l'attenzione sull'inspiro e sull'espiro e ad esaminare in progressione le varie parti del corpo e a sentirle sempre più pesanti e rilassate.

Quando soffriamo di agitazione, ansietà, nervosismo e non ci si riesce a calmare si possono fare delle sedute di agopuntura o ricorre a massaggi shiatzu. Se questo non fosse possibile possiamo provare ad aiutarci da soli. Vi sono alcuni punti di agopuntura di facile localizzazione che, se trattati, possono aiutare in queste situazioni. Essi sono localizzati nella zona interna del polso e fanno parte dei meridiani di cuore, maestro del cuore e polmone (*si veda* la figura alla pagina precedente). Si può massaggiare questa zona prima nel suo insieme e poi si può intervenire con la pressione del pollice su ogni punto. Per fare questo occorre sedersi tranquillamente, cercare di rilassarsi e respirare in modo calmo per qualche minuto. Poi si massaggia ogni singolo punto per almeno tre minuti.
Non bisogna comunque dimenticare che se il calore estivo porta attacco al cuore come sede dello *Shen,* le emozioni intense sviluppano sempre calore. Quindi in primo luogo bisogna cercare di rimanere tranquilli. Proviamo a fare un lavoro interiore, proviamo ad entrare in relazione con le nostre emozioni: conoscerle è conoscersi. Quando prendono forma nel nostro animo accogliamole e lasciamole passare come facciamo con l'inspiro e l'espiro. In qualsiasi circostanze le viviamo, previste o no, apriamoci ad esse, lasciamole circolare e poi passare: se le combattiamo, le tratteniamo, le facciamo vivere e possono diventare sempre più forti. È sufficiente riconoscerle per quello che sono: energie che fanno parte della vita. Nulla ci appartiene, nulla è permanente, tutto cambia. Le emozioni spesso servono per prendere coscienza di questo e alla fine sono un aiuto indiretto per farci nuovamente ricercare il nostro Centro e ritrovare così il nostro equilibrio. La coscienza diventerà allora lucida, la mente tranquilla, lo spirito gioioso: avremo fatta nostra l'energia dell'estate.

L'Arte del Vuoto del cuore - *Xin xu shu*

Come abbiamo visto in precedenza, il cuore ha nell'uomo la stessa funzione che il Sovrano ha nello Stato[225]. Controlla, infatti, i processi vitali dell'intero organismo, coordinando le attività di tutti gli altri organi. In quanto sede degli *Shen*, è la sorgente della luce che illumina la coscienza e permette all'uomo di conoscersi e di trovare la via che porta al compimento del suo destino particolare. Dal cuore dipendono la ricerca della conoscenza e della verità di sé, la felicità o l'infelicità, la salute o la malattia, la longevità o la morte prematura. Per svolgere questo suo compito vitale, il cuore deve essere Vuoto.

La medicina cinese, già a partire dai primi secoli a.C., raccomandava di non appesantire il cuore, perché un cuore sovraccarico di sentimenti e di passioni è un cuore tormentato e questo suo stato è dannoso per la salute. Molti testi antichi, partendo da queste riflessioni, formularono l'*Arte del cuore, xin shu,* come la capacità di restituire al cuore il suo ruolo di sovrano e permettergli di regnare sull'individuo.

Fare il Vuoto non è facile; richiede un lavoro di introspezione. Con esercizi graduali, iniziando dal non farsi sopraffare quando si manifestano emozioni forti, si diventa più consapevoli dell'importanza del vivere sereni; con pratiche salutari, con la meditazione, facendo un lavoro interiore, gli stati emotivi negativi, poco per volta, non saranno più in grado di aver la meglio, nel senso che, per lo meno, non porteranno a compiere azioni distruttive per se stessi e per gli altri. Se si sperimenta quanto sia utile e importante per la salute liberarsi dai pensieri e dai sentimenti non positivi, anche se non si riesce subito ad arginarli, si cercherà di porvi rimedio per l'esperienza della sofferenza che causano.

Una delle più antiche opere cinesi che parla di questo argomento è il *Guanzi*, opera filosofica sincretica che risale al IV secolo a.C[226]. In alcuni capitoli è mostrato come l'uomo, grazie alla soppressione dei desideri e al raggiungimento della pace interiore, con una severa disciplina nel campo dell'alimentazione, con duri allenamenti fisici e pratiche di meditazione, trovi la via d'accesso al grande soffio cosmico e, tramite questo, al *Tao,* e possa giungere al completo dominio della realtà materiale. In particolare i capitoli 36, 37 e 38, che si intitolano appunto *Xin shu, L'Arte del cuore*, mostrano il legame tra il taoismo e le tecniche di longevità. Il capitolo 49 intitolato *Neiye, L'opera interiore*, parla

del *qi* concepito come principio fisico-energetico e nello stesso tempo morale; viene quindi affermato per la prima volta che salute fisica e salute spirituale coincidono[227].
I temi del Vuoto del cuore, come mezzo per raggiungere la longevità, e del Saper-fare, come capacità di mantenere la vitalità, sono stati ripresi, qualche secolo più tardi, nel capitolo ottavo del *Lingshu*, Classico di medicina, che si rifà ai testi maggiori del taoismo.
Nel taoismo la salute fisica va di pari passo con la salute spirituale; fare il Vuoto del cuore significa fare del cuore il Centro, lo spazio sacro che consente di rimanere aderenti alla propria natura e di comunicare con le sorgenti spirituali. Grazie a varie tecniche, l'Arte del cuore permette di fare il Vuoto per arrivare al possesso di sé: in un cuore vuoto nulla si attacca in modo sconsiderato, nulla occupa un posto indebito, tutto è accolto e soppesato per una crescita umana e spirituale che porti al compimento. Il Vuoto del cuore è il mezzo perché il Cielo animi l'uomo e diriga le sue azioni.
Per capire come l'Arte del cuore sia un'arte di vivere che porta alla longevità, occorre introdurre il concetto di Vuoto, nozione basilare della cosmologia e della filosofia cinese.

Il concetto di Vuoto

Per capire il concetto di Vuoto occorre spogliarci dai nostri schemi mentali. In Occidente dà adito a poche riflessioni: il vuoto è vuoto ed è talora assimilabile al nulla. Nel pensiero cinese è, invece, una nozione fondamentale.
A livello ontologico il Vuoto è l'origine e la sede della vita.

> Il *Tao* ha per origine il Vuoto. Dal Vuoto è nato il cosmo da cui emana il soffio vitale[228].

Il Vuoto è sia uno spazio anteriore alla formazione del Cielo/Terra, sia il centro immateriale, frutto dello scambio tra Cielo e Terra dove vivono i Diecimila esseri: il Vuoto mediano[229]. Per il pensiero cinese tutta la realtà è costituita da soffi in perpetuo divenire. L'universo è qualcosa di unitario e di organico, formato dal *qi*, nelle sue componenti *yin* e *yang*; il 'Vuoto mediano' è il luogo del loro interscambio e quindi della vita. I Diecimila esseri vivono nel Vuoto mediano tra Cie-

lo e Terra. In seno al sistema binario *yin/yang*, il Vuoto costituisce il terzo termine che è nello stesso tempo separazione, luogo dove avviene la trasformazione, ricongiungimento in unità. Il Vuoto è quindi il punto nodale, in cui tutto è virtuale e in divenire, dove si incontrano la mancanza e la pienezza, il Sé e l'Altro da sé.
La cultura cinese è la cultura del Tre: procede dal Due (*yin/yang* o Cielo/Terra) e lo supera nel Vuoto mediano; è la cultura della relazione, dello scambio. Il Vuoto mediano rende possibili gli scambi anche tra le persone. Quando Due soggetti sono veri e desiderano comunicare, il Vuoto mediano circola tra loro: il loro relazionarsi è un interscambio che crea qualcosa che li trascende (Tre) e supera la loro finitezza di uomini. È come se la parte migliore di loro rimanesse viva nella storia dell'umanità. «Il vero Tre non può darsi se non in presenza del vero Due; ma una volta presente esso costituisce la Via autentica che tende verso l'Infinito.»[230] È il miracolo della vita.
Nell'ordine del reale il Vuoto è rappresentato dalla Vallata. Essa è scavata ed è vuota, perciò fa germogliare tutti gli esseri viventi; portandoli nel suo seno, li contiene e li nutre.

> Lo Spirito della Vallata vive per sempre; evoca la Femmina originaria. La Femmina originaria ha un'apertura da cui escono Cielo e Terra[231].

Secondo il pensiero taoista, ciò che garantisce la comunione fra l'uomo e l'universo è che l'uomo è un essere non solo di carne e di sangue, ma anche di soffi e di Spiriti; per realizzarsi, deve essere capace di fare il Vuoto dentro di sé.

> Grazie alla capacità di fare il Vuoto e di mantenersi quieto, il Santo raggiunge la virtù del Cielo[232].

La stessa Pienezza, intesa come realizzazione e compiutezza, non può verificarsi senza il Vuoto, perché permette agli elementi che compongono un sistema di distaccarsi, di trasformarsi e di ricomporsi in unità. Il Vuoto ha quindi anche un valore funzionale.

> Trenta raggi si congiungono ad un mozzo unico
> Questo vuoto nel carro permette l'uso
> Con una zolla di argilla si dà forma ad un vaso

Questo vuoto nel vaso permette l'uso
Si dispongono porte e finestre in una stanza
Questo vuoto nella stanza permette l'uso
L'avere permette il vantaggio, Il non-avere l'uso[233].

Il modo più semplice per capire i concetti difficili è quello di accedere al significato, passando per l'etimologia del carattere. I due caratteri più frequenti che ricorrono nei testi antichi per designare il Vuoto sono *chong* e *xu*[234].

Vuoto - *Chong*

冲

CHONG - Ricci 2764: vuoto, incavo; precipitare di un liquido. In filosofia: vuoto mediano riempito dall'armoniosa e potente combinazione dei soffi.

Il carattere *chong* mostra a sinistra il radicale di acqua, che è il liquido fondamentale che costituisce l'organismo, simbolo stesso della vita. A destra si ha il carattere *zhong*, che raffigura un bersaglio quadrato e la freccia che lo colpisce nel centro: è il carattere che abbiamo già visto e che designa il Centro.
La prima nozione espressa da questo carattere è quella di un liquido espulso con violenza. È il Vuoto del vaso che fa in modo che il sangue appena passato lasci il posto al sangue che sta giungendo. Il Vuoto è la premessa indispensabile della fisiologia che si sviluppa armoniosamente. La seconda nozione è quella di fare centro. Bisogna ricordare che per gli orientali colpire un bersaglio non vuol dire avere una mira infallibile, ma aver ripetuto così tante volte il gesto da averlo interiorizzato. Vuol dire lasciar entrare in sé, nella propria mente e nel proprio cuore, l'esatta percezione delle cose e della realtà. Solo facendo il Vuoto e cercando il distacco dalle persone e dalle situazioni è possibile compiere le scelte giuste che rendano l'agire efficace.

Vuoto - *Xu*

虛

Xu - Ricci 4661: vuoto, cavo; purificato dai desideri e dalle passioni; assenza di conoscenza e di volere.

La parte inferiore del carattere *xu* rappresenta dei piccoli germogli che compaiono su una superficie spoglia, una distesa, una collina deserta dove soffia una brezza leggera. La parte superiore del carattere è la rappresentazione di una scarpata. Il carattere nel suo complesso designa un altipiano incolto, deserto, in cui i soffi possono circolare con regolarità, perché non incontrano ostacoli. Esso dà una nozione di vuoto come di qualcosa che può contenere: se non ci sono impedimenti i soffi perfetti, regolari, armoniosi si diffondono senza il minimo rumore. La buona salute è uno stato di perfetto silenzio dove non vengono percepite anomalie; solo quando si presentano i sintomi delle malattie ci si accorge che qualcosa blocca, qualcosa non circola, non funziona come dovrebbe.

Nei testi di medicina, il Vuoto *xu* ha un aspetto fisiologico importante: permette le trasformazioni, i movimenti vitali e la libera circolazione dei soffi e delle essenze. Ma può anche indicare uno stato deficitario in cui è facile che facciano irruzione le energie perverse. Nei trattati di arte militare questo carattere indica lo stato di un generale che ha perso autorevolezza nei confronti dei suoi soldati, per cui si trova in uno stato di debolezza nei confronti del nemico che sopraggiunge. Nei testi di filosofia e di medicina il non sapersi 'vuotare' dai desideri, dalle attività estenuanti, dai contatti umani che ci assorbono troppo ed esauriscono l'energia vitale, porta a uno stato di debolezza. Ecco perché i Santi «vuotavano i loro cuori e riempivano i loro ventri»[235]. Se il cuore è vuoto, il ventre, ricettacolo dei soffi che costituiscono la vitalità dell'uomo, è pieno: l'armonia psichica è sempre alla base dell'armonia fisica.

Il carattere *xu* ha come opposto *shi*, che significa pieno, pienezza. Il vuoto mira sempre a una pienezza: ci si vuota per una pienezza[236].

Il carattere *shi* indica qualcosa che fruttifica e raggiunge la maturità, come il seme che produce il frutto. *Shi* designa ciò che è vero in quanto ha realizzato la sua pienezza; vero è colui che porta a compimento il suo destino e raggiunge la pienezza dei suoi giorni.
Se l'uomo non è capace di mantenere psicologicamente, spiritualmente e anche fisicamente questo vuoto dentro di sé, vuoto e pienezza possono diventare stati patologici. Nei testi di medicina il termine *xu*, Vuoto, indica stati di debolezza o di scompenso che favoriscono l'ingresso delle energie perverse e *shi* indica qualcosa che è troppo pieno, cioè in eccesso. Il medico dovrà, con gli strumenti più adatti, nel primo caso tonificare e, nel secondo caso, disperdere.

Nutrire il proprio cuore: yang xing

Per mantenersi in buona salute bisogna lasciare vivere e far prosperare l'espressione della propria vitalità. Per far questo in modo equilibrato occorre seguire i dettami della medicina cinese quali il sapersi adattare alle quattro stagioni, seguire con rigore i principi dietetici, controllare le passioni. Ma l'indispensabile è che ci sia un Centro, fermo, equilibrato, capace di mantenersi fedele alla propria natura, autentico in se stesso e in comunione con il Cielo: il proprio cuore. «Ad un metodo che consiste nel nutrire il corpo (*yang xing* 養 形) attraverso procedimenti fisici, i taoisti propongono un metodo meno materiale che, senza escludere il precedente (perché dopo tutto bisogna pur far durare il corpo per vivere), dà estrema importanza a tutta una serie di pratiche spirituali. È soprattutto grazie alla disciplina ottenuta con esercizi fisici e mentali, alla purificazione del cuore, alla meditazione, all'estasi, all'unione mistica con il *Tao*, che l'adepto raggiunge la Lunga Vita»[237].
I testi taoisti parlano della necessità di nutrire il proprio cuore (*yang xing* 養 心). Nel termine *yang*, nutrire (Ricci 12490), è presente il concetto di prendersi cura, coltivare, formare, educare, elevare. Nutrire il proprio cuore significa quindi prima di tutto formarlo nelle capacità intellettive, affettive e spirituali; liberarlo dai pensieri ossessivi, dalle preoccupazioni, dalle paure; tenerlo impegnato nell''essenziale', coltivare la virtù, liberarlo dai desideri vani, effimeri, in una parola mantenerlo nella serenità.

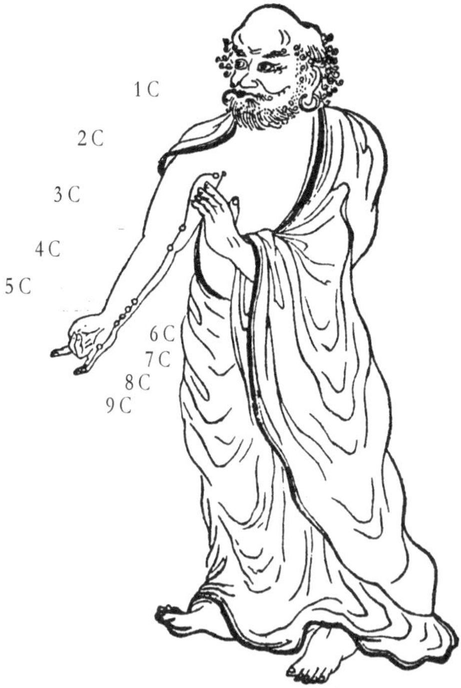

Tragitto del meridiano del cuore.

Il triplice Vuoto: wu yu, wu zhi, wu wei

Qualsiasi cammino che porti l'uomo a essere in grado di nutrire il suo cuore per raggiungere la longevità e realizzare il suo destino necessita di un'esperienza preliminare di Vuoto. Per fare il Vuoto del cuore secondo quanto ci insegnano i testi taoisti occorre restare: *wu yu*, senza desiderio; *wu zhi*, senza conoscenza; *wu wei*, senza azione. Del desiderio e del distacco abbiamo già parlato nel capitolo 'La ricerca della felicità'. I più importanti testi antichi, non solo taoisti, parlano di questo[238].

L'uomo realizzato fa del suo cuore uno specchio: non si attacca alle cose;

> le lascia venire e le lascia andare senza cercare di trattenerle. È così che è capace di non farsi colpire[239].

Per i Cinesi che avevano così chiaro che il cambiamento è lo stato normale delle cose, il distacco ne è la conseguenza logica: ogni fiore, ogni albero, ogni essere vivente, ma anche le cose inanimate sono soggetti a un processo di mutazione. Nulla ci appartiene, tutto fluisce e cambia.

> Il cuore del saggio nella sua natura senza desideri ha tutto ciò che desidera, poiché rifiuta la gioia, tutto per lui è gioia[240].

Per quanto riguarda la conoscenza, i taoisti si contrappongono ai confuciani che vedevano nello studio il modo privilegiato per migliorare la propria persona. I taoisti, soprattutto con Zhuangzi (IV secolo a.C.), ritengono che la conoscenza, che non sia nella direzione della ricerca della verità di sé, sia relativa e addirittura vana, perché soffre della prospettiva limitata con cui guardiamo la realtà.

> La rana in fondo al pozzo non potrebbe parlare dell'oceano, chiusa com'è nel suo buco. L'insetto che vive un'estate non saprebbe parlare del gelo, limitato com'è a una sola stagione. Il letterato non potrebbe parlare del *Tao*, prigioniero com'è di ciò che impara[241].

Lasciando cadere conoscenze libresche e inutili l'uomo ritrova il suo Centro.

> Conoscere l'agire del Cielo, conoscere l'agire degli uomini: ecco la conoscenza suprema. Colui che conosce l'agire celeste, il Cielo lo fa vivere. Colui che conosce l'agire umano si serve di ciò che conosce grazie al suo intelletto per alimentare ciò che il suo intelletto non può conoscere. Raggiunge così la fine degli anni destinati dal Cielo senza perire prematuramente a metà cammino. Ecco il sommo della conoscenza[242].

La vera conoscenza, per i taoisti, consiste nello sbarazzarsi di tutto ciò che non è saper vivere. Il *wu zhi, senza conoscenza*, è rifiutare la falsa conoscenza che disperde lo spirito e che lo rende sapiente, ma non dell'essenziale. L'agire naturale alla sequela del *Tao* non ha bisogno di spiegazioni e non ha bisogno di essere insegnato: è naturale.

È una conoscenza senza conoscenze che si impara con un cammino interiore, che si impara vivendo, che si impara in un processo di apprendimento che dura tutta la vita, ma che entra nell'anima impercettibilmente. Con l'intelletto e le parole si può arrivare a conoscere sino a un certo punto; la vera conoscenza si trova a un altro livello. Conoscere il *Tao* è un'esperienza che non può essere espressa, né trasmessa con le parole.

> Colui che sa non parla e colui che parla non sa[243].

> La ragion d'essere della nassa è nel pesce; una volta catturato il pesce si dimentica la nassa. La ragion d'essere di una trappola è la lepre; una volta catturata la lepre si dimentica la trappola. La ragione d'essere delle parole è nel senso; una volta colto il senso, si dimenticano le parole. Dove potrei trovare chi sa dimenticare le parole per dirgli due parole[244]?

L'uomo che sa mantenere il suo cuore vuoto, libero dai desideri e dalle false conoscenze è capace di aprirsi alla realtà così com'è. Accetta il fluire sempre nuovo della vita e il cambiamento diventa fonte di libertà e non di ansia; l'ampiezza di vedute diviene l'obiettivo capace di far superare le proprie fissazioni e le proprie difese. In ultima analisi, grazie al Vuoto del cuore, si raggiunge l'agire efficace, il *wu wei*, il non-agire. *Wu* significa non, essere senza e *wei* significa fare, agire, ma spesso giunge ad assumere una sfumatura negativa: intervenire, ingerirsi in, forzare. Normalmente viene tradotto nelle lingue occidentali come *non-agire* dove il non blocca la sfumatura negativa del termine *wei*. Lontano dal significare rinuncia, ritirata, inattività è la condizione e la forza stessa dell'azione autentica ed efficace. È il modo taoista di concepire l'azione[245].

> La Via costante è senza agire. E nulla che non sia fatto[246].

Il *non-agire* è un concetto così importante dell'insegnamento taoista che ritorna in ben 57 capitoli degli 81 del *Tao Te King*. È la non interferenza nel corso delle cose, è il rispetto dell'ordine naturale.

> Il non-agire non significa restare in uno stato statico, fisso, non muoversi. Con questo termine si vuole semplicemente dire che niente emana dall'Io[247].

Ancora una volta viene sottolineato che l'agire autentico è comunque l'agire di chi è capace di un superamento di sé, dei propri desideri, dei propri istinti, dei propri schemi, per arrivare ad una azione adeguata, efficace nella misura in cui si conforma alle leggi dell'universo, della natura, del *Tao*.

> Si verifica il non-agire quando l'intenzione individuale non interferisce con la Via universale, quando i desideri e le tendenze particolari non allontanano dal giusto cammino, quando l'azione opera in funzione di un principio interno celeste di ordine, quando, ottenendo un merito, perché si ha seguito la propria natura, non si glorifica se stessi, attribuendosi una fama personale[248].

Il Santo taoista, come vedremo, mediante la sua 'rettitudine' interiore, cioè il restare in comunione con il *Tao*, semplicemente essendoci, fa sì che tutte le cose, le situazioni, le persone si ordinino secondo l'armonia naturale, secondo giustezza, senza il bisogno di riti, di regole morali e di comportamento.
Quando l'uomo riesce a 'rettificare' il suo cuore, cioè a porlo nell'ordine del corretto (*zheng*), raggiunge la pace completa e il cuore può svolgere il suo ruolo di sovrano nell'organismo. Infatti quando il cuore è sereno i soffi circolano regolarmente. Il lavoro interiore e di introspezione, l'ascesi spirituale portano contemporaneamente alla salute fisica e alla salute spirituale. Tutto si trasforma e si corrobora. L'addestramento fisico richiesto per tenersi in buona salute, le pratiche ascetiche, il digiuno, la meditazione, il dominio di sé, purificano e fortificano: la vista e l'udito diventano acuti; le ossa e i muscoli si rafforzano; la mente sa vedere in lontananza, la percezione diventa chiara, la sensibilità coglie ogni più piccola sfumatura[249].
Grazie al Vuoto, il cuore dell'uomo può divenire la regola di se stesso e del mondo, perché in esso si riflette il *Tao*.

> Come è grande lo spirito del Santo! È lo specchio dell'universo e di tutti gli esseri. Il Vuoto, la quiete, il distacco, il silenzio, il non-agire sono la perfezione della Via e della sua Virtù. Il Santo è sempre quieto; la quiete conduce al Vuoto, il Vuoto alla pienezza, la pienezza che è totalità. Questo Vuoto conferisce all'anima una disponibilità che fa che ogni azione compiuta sia efficace[250].

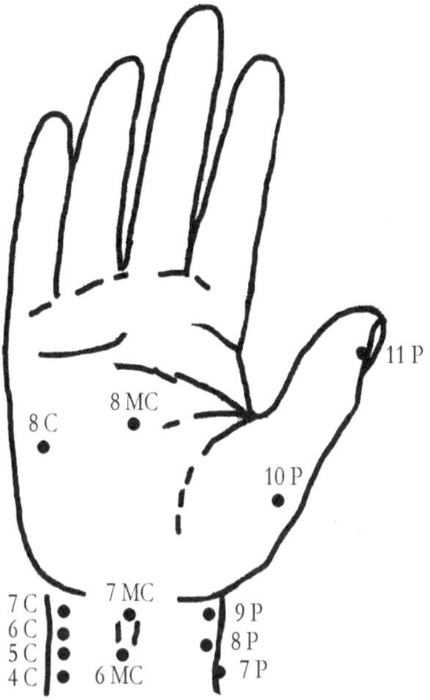

Questi punti hanno la funzione di calmare lo Shen *e purificare il calore. Di seguito, alcune indicazioni cliniche (*si veda *E. Minelli 'Le vie e i punti dei Cinque Movimenti', in* Le cinque vie dell'agopuntura, *cit.).*
4 C palpitazioni, dolori alla regione cardiaca, stordimento, vertigini, tristezza, paura, riso incontrollato.
5 C palpitazioni, afonia, tristezza, paura della gente, stordimento, insonnia.
6 C palpitazioni, agitazione mentale, dolori cardiaci, sudorazione notturna, vampate, insonnia.
7 C palpitazioni, dolori cardiaci, sudorazione al palmo delle mani, amnesie, insonnia, tristezza, depressione, inquietudine, agitazione.
6 MC fa circolare il sangue e il qi *nel petto, calma la mente ed è utile nel caso in cui il nervosismo e l'angoscia coinvolgano anche lo stomaco con dolori epigastrici, nausee e gastralgie.*
7 e 8 MC calmano la mente e sono utili in caso di choc emotivi, ansia, difficoltà a relazionarsi.
I punti del polmone disperdono il calore e nutrono lo yin. *Sono specifici per le patologie respiratorie, ma possono essere utili per calmare i dolori al torace, togliere il senso di oppressione toracica presente in molti stati emotivi; trattano anche il calore e la sudorazione ai palmi delle mani.*

Il Vuoto del cuore è perciò la condizione per aumentare la lucidità della nostra percezione della realtà, libera da vizi e da pregiudizi; è quella condizione libera dal pensiero del passato e del futuro che permette di vivere la pienezza dell'oggi. Il Vuoto del cuore non è un esercizio di qualche ora, ma dura tutta la vita: è quell'atteggiamento di distacco che porta alla purificazione. Il primo passo è il distacco dalle cose materiali e poi è il distacco dal proprio Sé: dai desideri, dagli attaccamenti. Così, mentre mi distacco da un certo me stesso, accedo a delle profondità ancora sconosciute. E in questo modo si attinge alla forza stessa della vita a cui bisogna abbandonarsi perché porta al compimento di noi stessi, dei misteriosi disegni di cui è fatto il nostro destino che non ci appartengono.

Non essere un corpo che porta un nome
Non essere un serbatoio di progetti
Non prendere in carico affari
Non essere un maestro di sapere
Incarna totalmente l'Infinito e resta nel senza-traccia
Raggiungi il fine che ti è stato donato dal Cielo
Non cercare di acquisire qualche cosa
Sii vuoto ed è tutto[251]!

Stupito di esistere, pieno di meraviglia per lo spettacolo della vita, inquieto per la sua origine, in apprensione per la fine certa, che cosa poteva fare l'adepto taoista? Non temendo nulla se non di pervertire la sua natura, partendo da ciò che lo ha fatto sbocciare, si metteva in cammino.

Giunto all'estremo del Vuoto,
fermamente ancorato nella quiete,
Mentre Diecimila esseri in un solo slancio sbocciano
Resto a contemplare il Ritorno

Perché il Sé ritrovi la capacità del Vuoto, occorre vuotarsi lentamente, per quanto è possibile. Così si può giungere a ritrovare l'ispirazione che soffia in continuazione dall'Alto, la Virtù Costante.

Conoscere il Costante dà accesso all'Infinito
L'infinito... alla Via
La Via alla vita che perdura
E la morte stessa non potrà nulla contro di voi[252].

«Così il Sé effimero e precario si equilibra. Il flusso vitale passa e ci compie. L'arte che permette di non errare è quella che domina il voler-vivere senza vessare la propria spontaneità, accontentandosi di mantenerla nel flusso che porta lontano. Il volgare e il mondo non possono nulla contro di noi. Il cuore è protetto dagli Spiriti e si nutre di soffi puri. Se diventa lo specchio in cui vengono a riflettersi tutti gli esseri, li può prendere in carico, ma non trattiene di loro che ciò che è autentico. L'autentico degli esseri si unisce all'autentico personale di ciascuno di noi. L'universalizzazione si opera così. Il Regno del Cielo comincia là dove cessa il sensibile e si penetra solamente rinunciando ai desideri. Qualcuno può rabbrividire, ma non bisogna avere paura. Questa è la disposizione liberatrice del cuore che insegna il taoismo»[253].

Il Santo nella cultura cinese

Il Santo - *Zhen Ren*

眞人

ZHEN - Ricci 584: uomo autentico elevato al rango degli immortali.

I più importanti storici delle religioni concordano nel dire che esiste un'unità spirituale primigenia dell'umanità. Anche l'analisi del concetto di Santo della cultura cinese sembrerebbe confermarlo.
Il radicale *sak* che forma la parola *sakros* è presente in molti termini che indicano il sacro in tutte le lingue delle aree toccate dalle migrazioni indoeuropee[254]. Nello studio che Julien Ries, uno dei più grandi storici delle religioni, consacra a questi temi, appare chiaro che anche

il *sanctus* della lingua latina deriva da questo radicale. Dal radicale *sak* si forma anche il verbo *sancire* che significa «conferire validità, fare in modo che qualcosa divenga reale»[255]. I primi re di Roma sono *sancti* per il fatto di essere stati scelti conformemente alla volontà degli dèi. Questo è il fondamento per svolgere la loro missione. «Così il radicale *sak*, scoperto nell'eredità indoeuropea, presente alle origini di Roma, ci fa toccare con mano l'idea fondamentale e arcaica del sacro indoeuropeo: 'in rapporto con il divino' e 'conforme al reale'»[256]. *Sanctus,* participio passato del verbo *sancire*, ha come significato 'rendere *sak* (sacro)' e quindi conferire realtà ed esistenza. In origine il termine *sanctus* non significava 'consacrato agli dèi'». A Roma i re, scelti in conformità alla volontà divina, beneficiavano di una garanzia religiosa e di un'energia soprannaturale grazie alle quali potevano svolgere il loro compito ed essere il fondamento delle attività del popolo. Solo più tardi il termine *sanctitas* assunse un valore più morale.

Anche nella cultura cinese i primi Santi furono i re leggendari: i Tre augusti e i Cinque imperatori. Fuxi, Shennong e Huangdi hanno fatto rivivere i miti dell'inizio di una grande civiltà; i Cinque Imperatori sono stati il preludio alla storia dinastica ufficiale. Tra questi la tradizione ricorda soprattutto Yao, Shun e Yu il Grande. *Tianzi,* Figli del Cielo, detennero la loro carica grazie a *Shangdi,* il Signore dell'Alto. Uomini Santi, *Sheng ren*, perché seguirono le leggi dell'universo senza ricercare il potere e quando lo ebbero lo esercitarono come se non lo avessero ricevuto.

Sheng ren (Ricci 9700 聖 人) è l'espressione di stampo confuciano per descrivere il Santo nel suo aspetto più pratico e politico: è l'uomo sapiente che comprende la natura delle cose, che vive in armonia con tutti e, grazie al suo agire efficace, diffonde la sua virtù in seno alla comunità umana.

La nozione di 'Santo' appartiene comunque a tutta la tradizione cinese. Se all'inizio presupponeva una responsabilità sociale e politica, in un secondo momento, fu estesa a privati cittadini senza cariche pubbliche come nel caso dello stesso Confucio, che, in qualità di maestro, fu proclamato Santo. Soprattutto grazie alla filosofia taoista, l'accento si spostò sull'autenticità della persona, non considerando il ruolo sociale e politico che rivestiva. Il Santo taoista, lo *Zhen ren* (Ricci 584 眞 人), è l'uomo (*ren*) autentico (*zhen*) che vive con-

formemente alle potenze originarie e divine che vivono in lui.
La parte in alto del carattere *zhen* designa il numero 10. Il tratto orizzontale indica la linea est/ovest; il tratto verticale la linea sud/nord: sono così rappresentati i quattro punti cardinali con il loro centro. Tutto è completato, perfettamente costituito, ben disposto[257]. Il numero 10 è l'unità ritrovata della forza vitale. È il numero del Sole e il numero dell'uomo. Essendo formato visivamente dal numero 1 è richiamo all'unità e al mistero della vita. La parte centrale del carattere *zhen* designa un occhio. La parte sottostante un piedestallo.

Occhio, parte centrale del carattere Zhen.

Nel suo complesso il carattere designa un oggetto posto su un piedestallo ben in vista: dieci occhi l'hanno esaminato e non hanno potuto scorgervi alcun errore. Da qui il significato di vero, autentico. Nella filosofia taoista il Santo è l'uomo vero, che vive seguendo il *Tao* in perfetta armonia con le leggi dell'universo e della spiritualità, con la consapevolezza che la vita gli è data per compiere il suo destino. La sua grandezza spirituale, che gli deriva dall'essere uno con il *Tao*, gli conferisce un potere che lo rende invincibile ed efficace nell'agire, perché diviene l'espressione della Virtù (*de*) stessa del *Tao*: in quanto Santo è capace di dare fondamento alla realtà. In questo senso lo *zhen ren* richiama il significato di *sak* della cultura indoeuropea.

> Colui che possiede la potenza suprema, il fuoco non può bruciarlo, né l'acqua bagnarlo; il caldo e il freddo non possono nulla contro di lui. Senza mostrarlo è vigilante nei tempi sicuri come nel pericolo, sereno nella disgrazia come nella felicità, accorto quando avanza e quando si ritira. Quanto alla sua potenza, gli deriva dal Cielo. Il Santo ha del divino[258].

Seguire il *Tao* rende l'uomo capace di conoscere le leggi dell'universo e di dominare le forze della natura nelle sue espressioni *yin* (acqua e freddo) e *yang* (fuoco e calore). Per questo il Santo fonda la sua azione sulla contemplazione dell'universo e sul sapersi adeguare ai movimenti cosmici. Tutto questo lo porta ad essere anche un uomo pragmatico e realista, capace di avere una lucida veduta d'insieme senza trascurare un solo dettaglio. La sua forza interiore e spirituale gli consente di raggiungere i suoi obiettivi con mezzi efficaci e grazie alla scelta dei momenti opportuni; conoscendo la vera ragione delle cose è in grado di pesare le opportunità e di fare le scelte corrette. Ma tutto questo, per la filosofia taoista, è l'esito di un cammino ascetico alla ricerca del *Tao*, che porta alla comprensione di se stessi, della propria natura, del compito da svolgere in questa vita. Essere Santi significa compiere coscientemente il proprio destino, adattandosi alle circostanze, rimanendo fedele alla propria natura. Grazie a una dura ascesi, il Santo perviene al possesso di sé, come ritrovamento di ciò che lo costituisce, del *Tao*.

La figura del Santo è il modello che la cultura cinese propone a chiunque voglia intraprendere la ricerca della felicità.

Il cammino ascetico

Il Santo è un uomo che fa della sua vita una vita di addestramento alla gioia, grazie a un duro cammino di ascesi. Lo scopo dell'ascesi taoista, ma anche confuciana, è di far sì che ogni uomo, spogliato dai propri schemi, dalle contingenze, dal proprio Sé, divenga l'uomo supremo, lo *Zhen Ren*, il Santo. Consapevole che la sua vita è un Ritorno a ciò che l'ha generato, alla fase primigenia del 'senza forma', il Santo abbandona ogni preoccupazione di affermazioni e di meriti e perviene, così, al possesso di sé. Poiché ha raggiunto l'unità originale non agisce più direttamente, ma lascia che la natura segua il suo corso. La volontà del Santo si identifica completamente con l'ordine del *Tao*.

> Il Cielo Terra non vive per se stesso e così sussiste eternamente
> I Santi incuranti della loro vita si mantenevano pieni di vita
> La loro abnegazione realizzava la loro perfezione[259].

Il lavoro di ascesi spirituale che il Santo continua a fare su di sé lo porta a essere consapevole della propria Origine, del *Tao* che vive nel suo cuore. Ritornare alla propria Radice fa parte del suo destino ed è l'impegno di ogni giorno; ritornare alla sorgente originale lo rende consapevole che l'esistenza non va confusa con ciò che la genera e che bisogna cogliere e spiegare la vita a partire da Altro. La comuni-

one con il *Tao,* frutto della sua ascesi, è ottenuta con un'educazione del cuore e della volontà, che hanno come frutto la felicità per sé e per il mondo intero.
Il primo livello del suo lavoro interiore è quello di fare silenzio e penetrare nel proprio cuore, alla ricerca di se stesso e della propria natura.

> Ciò che fa che un uomo diventi un Santo è la sua natura profonda. La natura è il decreto del Cielo. Il Santo è colui che la riscopre[260].

La natura dell'uomo, per il pensiero cinese, è quella di essere soffio particolare, soffio cosmico che assume una forma personale e che ha ricevuto come dono la vita per realizzare il suo compito e ritornare all'Uno da cui proviene, come affermava Yu il Grande.

> Mi è stato dato il mandato del Cielo; uso le mie forze al servizio dei Diecimila esseri. La vita è un entrare in missione e la morte, il ritorno. Che cosa può turbare la mia pace interiore[261]?

Una volta iniziato il lavoro interiore e scoperta la sua natura, il Santo segue le linee direttrici che sono scritte nel suo cuore: non lasciare che le passioni offuschino la percezione lucida che si deve avere della realtà; non rendere il cuore schiavo delle cose e delle persone; accettare pienamente la propria vita, sapendo anche piegarsi alle circostanze; vivere tutte le mutazioni rimanendo fedele alla propria natura; agire semplicemente compiendo ciò che si è chiamati a compiere; sapersi arrestare e ritirare quando ciò che doveva essere fatto è stato compiuto. In tutte le occasioni della vita, grazie al Vuoto del cuore, il Santo sa mantenersi sereno e tranquillo.

> Le emozioni sono i movimenti della natura: gli uomini comuni sono quelli che ne restano avvinti senza conoscere il fondamento della loro vita. Forse i Santi non provano emozioni? Il Santo è silenzioso e immobile. Senza spostarsi raggiunge la destinazione; senza parlare comunica la sua forza spirituale; senza brillare, irradia. Tramite le sue opere forma una Trinità con il Cielo e la Terra; tramite le sue trasformazioni si unisce allo *yin* e allo *yang*. Anche se conosce le emozioni non è mai emotivo. La natura di un uomo comune non è diversa da quella del Santo, ma è

> oscurata dalle emozioni con le quali è sempre in conflitto[262].

La pace che il Santo vive nel suo intimo fa sì che il suo cuore diventi il suo Centro come luogo unico in cui è possibile comunicare con il Cielo.

> Il Santo pervenuto al Centro si compie, seguendo i cambiamenti. Unito a tutti gli esseri, senza fine né inizio, senza istante né durata, cambia sempre con gli esseri, restando unito a Ciò che non cambia mai[263].

L'uomo Santo che non si sacrifica per divenire schiavo delle cose e che non compromette la sua armonia per soddisfare i suoi desideri ha la padronanza della propria interiorità; il suo Centro è ben ancorato e detta il suo comportamento esteriore.

> La comunicazione con la luminosità degli *Shen* dà il dominio sulla propria interiorità. A partire da questo, poiché il Centro regge tutto ciò che è esterno, i cento affari prosperano. Chi ha potuto pervenire al Centro ha i mezzi per condurre il suo comportamento. E perché si è pervenuti al Centro i cinque organi sono tranquilli, pensiero e riflessione sono in riposo, la forza muscolare sviluppa la sua potenza, orecchie e occhi percepiscono con finezza e acuità. La mente diviene penetrante e sapiente, senza alcuna confusione. Si è fermi, solidi, invulnerabili[264].

Tenersi al Centro è la rettitudine, l'esatta posizione che conferisce potenza e costanza. La linea del Centro è quella conforme alla vita; il Santo trova la sua regola per mantenere la propria vitalità in conformità al naturale, stando sottomesso al Cielo. «Il Centro originario, anteriore al mondo, costantemente presente in noi in quanto fondamento di ogni creatività, sorgente di rinnovamento, costante nella realtà in perpetuo cambiamento, il Centro è nell'uomo il suo cuore, il suo 'volto originario'.»[265]
Grazie al suo cammino spirituale, il Santo è l'uomo vero che padroneggia così bene le pratiche ascetiche e le pratiche fisiche al punto di trasformare il suo corpo e di liberarsi dai legami del mondo. Diviene così un maestro di salvezza e un illuminato che dalle origini offre i suoi insegnamenti, tra i quali il primo è che la vita va amata e vissuta nella sua realtà di tutti i giorni. Il Santo abbraccia la vita e accetta

l'inevitabile come volontà celeste che si impone senza contestazioni possibili; accetta il ciclo della vita e della morte, come quello dei giorni e delle notti, perché l'inevitabile è volontà celeste e ciò che deve essere è manifestazione dell'ordine naturale. Ogni giorno si addestra nel coraggio necessario per accogliere qualsiasi cosa accada nella sua vita: salute e malattia, povertà e ricchezza, gioia e dolore. La sua mente, ampia di vedute, non classifica gli accadimenti in positivi e negativi: a tutti dà il benvenuto e si impegna a conoscerli e a conoscersi. E così vive il momento presente con la consapevolezza che ogni istante è la ricchezza che gli è data da vivere per elevarsi anche se si tratta di prove. Prestando attenzione ai dettagli della vita quotidiana, sa gioire delle cose comuni. Vive, lasciando fluire la vita, libero da avversioni e da attaccamenti, impara a stare a suo agio nell'incertezza, senza aggrapparsi a nulla che non sia la luce che emana dai suoi *Shen* e dal *Tao*, origine della sua vita.

L'agire del Santo

Il Santo, grazie al suo misticismo, alla presenza del *Tao* radicata nel suo cuore, incarna anche la saggezza politica del geniale uomo di Stato: sul piano personale è un maestro spirituale, sul piano sociale e politico consiglia e guida per aiutare il popolo.
Avendo fatto il Vuoto interiore, il Santo contempla l'Uno, e ne diviene incarnazione vivente. Per il fatto che incarna questo Centro, per sua natura è il solo vero governante; è capace di valorizzare i singoli nella loro molteplicità e di ricondurre ad unità la loro individualità. La sua comunione con l'unità primigenia gli permette di comunicare istintivamente e spontaneamente con gli altri esseri che hanno ciascuno nel loro cuore la reminiscenza di questa unità. Per questa giustezza nel cogliere il movimento della vita sostiene la vita stessa. Con il suo sguardo sul reale il Santo è capace di portare più ordine nel mondo di quanto possa fare il migliore dei governanti: sa vedere le molteplici sfaccettature, conosce l'essenziale ma porta attenzione ai dettagli, pesa le opportunità, veglia su ciò che deve ancora nascere, sa giudicare con precisione situazioni e uomini, percepisce i cambiamenti, studia le trasformazioni, rispetta le gerarchie che danno stabilità alla società. «Flessibile come il giunco, sa trasformarsi ed evolversi con la società che cambia.»[266]

> Il Santo, per la sua capacità di restare desto e di sorvegliarsi con severità, rende acuti i suoi talenti, mette alla prova il suo spirito, contempla le situazioni nella loro complessità e penetra tutte le cose oscure. Osserva l'inizio e la fine di ogni avvenimento e la sua percezione diventa illimitata. Libero da tutto si fonde con il *Tao*. Nella sua eccellenza si distacca dall'uomo comune[267].

Ciò che fa di un Santo un uomo eccezionale è la capacità di distinguere il vero dal falso che gli è così naturale come la vista e l'udito; è la possibilità di avere 'una comprensione chiara che permette di penetrare la natura delle cose'. Il Santo, infatti, si lascia guidare dal senso naturale del *li* (Ricci 6868 理). Il carattere designa a livello etimologico le vene naturali della giada e ha come primo significato tagliare la giada. L'artista che lavorava la giada doveva mettere tutto il suo talento e la sua arte per liberare dalla pietra la forma preesistente, che nessuno poteva cogliere prima che lui l'avesse resa manifesta.
Il Santo è l'uomo capace di fare apparire la nervatura stessa dell'universo e del *Tao* che è insita nel cuore di ogni uomo o che è nascosta nel senso di ogni avvenimento di cui la vita è intessuta. Grazie alla sua capacità di capire il *li* degli esseri e delle situazioni, il suo agire è sempre giusto ed efficace e il suo intervento personale non viene ad interferire con la Via universale; nell'universo, legge, infatti, non solo i principi strutturanti la realtà, ma anche le linee di condotta da seguire.

> Quando i Santi sono all'opera, possono differire nelle loro condotte, ma si ritrovano nel principio di ordine *li*, prendono dei cammini diversi, che alla fine si congiungono. Sono come una volontà unica che mira a rendere stabile la precarietà, raddrizzare le cose di traverso, cercando di essere di aiuto agli uomini[268].

Il Santo è allora capace di *zhi*, che vuol dire rimettere in ordine il mondo e la collettività, curare ogni tipo di organismo[269].
Ma ottenere tutto questo non è possibile se non partendo da un lavoro su se stessi.

> Chi vuole riuscire ad essere re deve essere vittorioso. Per essere vittorioso deve essere potente; per essere potente deve utilizzare la forza degli uomini; per fare questo deve conquistare il loro cuore; per conquistare il loro cuore deve trovare se stesso, ritornando alla propria natura[270].

Il ritornare alla propria natura (*xin*), come abbiamo visto nel secondo capitolo, è un tema centrale della saggezza sia taoista sia confuciana. Ritornare alla propria natura è ritornare al *Tao*, al principio che fonda l'agire stesso anche sociale. Il Santo in unità con il *Tao* assicura il benessere degli uomini per mezzo della sua sola presenza, per mezzo del suo non-agire, per mezzo del suo stare al Centro.

> Il Santo ispira fiducia senza fare ricorso alla parola, aiuta l'umanità senza aver bisogno di agire, forza il rispetto senza mostrare collera; così trasforma gli uomini con l'aiuto della volontà celeste[271].

Il Santo trasforma gli uomini dall'interno, cioè fa apparire la loro natura originaria (*xin*) e fa che seguano il principio interno di ordine (*li*).

> Ponendo ordine nell'universo, il Santo non cerca di cambiare la natura degli uomini. Ma conforta ciò che esiste già, purificandolo. Lasciandosi guidare dalla sua natura non trova opposizioni sotto il Cielo[272].

Conformarsi al principio interno degli esseri o lasciare che siano guidati dalla loro natura è applicare il non-agire.

Il Santo e la ricerca della Lunga Vita

> I Santi all'esterno non caricavano di affanni il loro corpo, all'interno non si affliggevano con pensieri; la serenità gioiosa era quello che ricercavano, mettendo la loro cura nel prendere pieno possesso di sé. In un organismo in perfetto stato mantenevano le loro essenze e i loro *Shen*. Così era loro possibile divenire centenari[273].

Questa brano, che si trova nel capitolo iniziale del *Suwen*, il grande Classico della medicina cinese, ci dice che l'"esattezza' nel vivere porta il Santo non solo alla ricerca della felicità ma anche della salute fisica. Non esistevano nell'antichità cinese realtà specializzate nella salvezza e realtà a cui era affidata la cura della salute. Il Santo, in quanto presenza del *Tao*, era il modello vivente per rispondere alla sofferenza umana: quella che proviene dalla psiche e dalla mancanza di senso della vita e quella che proviene dalla sfera più fisica. Grazie al suo lavoro ascetico, al suo addestramento quotidiano psicologico e spirituale, il Santo mantiene l'armonia dei soffi in cui consiste la salute.

> Così un cuore esente da prostrazione e da gioia conosce la perfezione della Virtù; libero e inalterabile conosce la perfezione della serenità; sbarazzato dai piaceri e dai desideri conosce la perfezione del Vuoto; senza attrazioni o avversioni conosce la pace suprema... In questo modo il cuore è maestro dei Cinque visceri, regola l'uso dei quattro arti, fa circolare il sangue e i soffi[274].

Vi sono vari modi per interrompere prematuramente la propria vita e dilapidare il patrimonio energetico che ci è stato dato alla nascita: tenere l'animo agitato in cose vane e di poco conto, in conflitti, invidie, gelosie, usare smodatamente i sensi, rincorrere ogni tipo di desiderio. Si perde energia perché ci si lascia squilibrare dalle passioni e ci si abbandona alla frenesia del vivere; ci si sottomette a tensioni tali che, come corde violentemente tese, possono spezzare l'arco della vita.

Per mantenere la propria vita, occorre imparare a vivere l'Arte del cuore, come valido strumento per lasciare prosperare l'espressione della propria vitalità. Per fare questo è necessario un Centro forte, saldamente costituito, che si mantenga fedele alla propria natura in comunione con il Cielo.

> I grandi Imperatori non sono niente in confronto al Santo: egli non considera che ciò che preserva l'integrità del suo essere e mantiene la vita[275].

Per il pensiero cinese il mantenimento della vita non è la sussistenza della forma particolare che siamo: è perseverare nel movimento della Vita.

> Il Santo che viene con la vita che si installa in lui ritorna con la vita che

> si ritira. Docile alle trasformazioni, sottomesso allo *yin/yang*, ai flussi e ai reflussi, concatenando inizi e fini, compie il Grande Ritorno, essendo l'ultimo atto del possesso di sé l'abbandono di se stesso[276].

E il Santo, compiuta la sua vita, continua a esistere nell'Io completamente nuovo in seno all'Unità originaria di sempre.

Il Santo, uomo libero che compie il suo destino

Il Santo della tradizione taoista è un uomo libero non tanto perché in grado di scegliere o fare ciò che vuole, ma in quanto ha compreso che la libertà è accettare l'inevitabile e il cammino necessario; in una sola parola è un uomo che sa abbracciare il proprio destino. È il concetto di 'spontaneità', caro alla filosofia taoista, dove il termine spontaneità ricorda il latino *sponte sua*, cioè secondo la propria volontà. E questa volontà è quella di ricercare il *Tao* e di seguirlo. «Questa spontaneità, lontano dall'esaltare una qualunque libertà alla maniera romantica, è, al contrario, aderire al 'cammino necessario'. Mentre il romanticismo privilegia l'intensità dell'emozione spontanea, il 'grido del cuore', che lascia che la realtà sia deformata dalla soggettività, tutti i filosofi taoisti ricordano che la spontaneità consiste nell'accordarsi alle circostanze dove non vi è posto per l'Io, come ricorda il brano del nuotatore che segue il *Tao* dell'acqua senza imporre il suo Io.»[277]
Il Santo libero dai suoi schemi mentali e dai pregiudizi, avendo fatto il Vuoto del cuore, diventerà pura recettività, uomo illuminato, dimentico di sé.

> Se anche l'acqua è chiara quando è calma, quanto di più il cuore del Santo che riflette il Cielo/Terra ed è specchio dei Diecimila esseri. In lui non punti fissi. Nel movimento è come l'acqua, nella quiete come lo specchio, nel rispondere come un'eco[278].

Per la filosofia taoista ogni volta che l'uomo cerca di imporre il suo Io forza il corso naturale delle cose: è il *wei* l'agire che forza. Quando l'uomo si lascia andare al fluire naturale della vita secondo le leggi del *Tao*, quando lascia il suo ego e segue il *wu wei*, l'agire che sposa la natura, allora ritrova il suo Centro, che non è altro che il Cielo in lui,

e si realizza.
Questo è vero in molte filosofie e religioni. Per i taoisti l'uomo che si mette in ascolto e si lascia fare dal *Tao*, ritrovato nel profondo del suo cuore, raggiunge la pienezza umana, la Santità. Seguire il *Tao* non è conformarsi a una norma estrinseca, perché ogni uomo ha una sua propria via che è in conformità alla propria natura, *xing*, manifestazione intima della Via del Cielo.
Anche la tradizione giudaico-cristiana insegna che la nostra felicità risiede nel seguire la volontà di Dio che, Padre che ci conosce più di quanto ci conosciamo, segna le tappe del nostro percorso terreno perché pienamente ci realizziamo. E così la vita diventa un 'lasciarsi fare', un lasciare che sia, senza schemi, senza voler imbrigliare per tenere sotto controllo, perché «e 'n la sua volontà è nostra pace» (*Paradiso* III, 85).
Questo disegno tracciato dalla misericordia di Dio fa sì che la nostra vita sia intessuta, oltre che di fatti, anche di incontri, che sono dei volti e dei nomi. Come recita un'antifona nella Liturgia delle Ore, «cercate il volto dei Santi e trovate riposo nei loro discorsi». I Santi sono anche le persone che sono state messe sul nostro cammino e che sono più avanti di noi per il lavoro di ricerca interiore che hanno saputo fare sul significato della vita. Per questo ci possono confortare e spronare.
Come insegna il pensiero cinese antico, la nostra vita si gioca tra una natura data e un destino proprio che si svela giorno dopo giorno. La natura la riceviamo alla nascita e il destino rivela delle linee di forza che dobbiamo accettare. Esso è intessuto di incontri, di maestri, di amici, di occasioni che lentamente ci portano a realizzare quello che dobbiamo essere. L'uomo non è solo il prodotto della Terra; è anche la realizzazione di un progetto celeste. La Terra di cui l'uomo è fatto nella sua materialità si deve lasciare penetrare dal Cielo a cui appartiene. E in questo consiste la sua libertà, lo sviluppo di tutte le potenzialità che ha ricevuto, la possibilità della sua realizzazione.
L'idea cinese è che il destino dell'uomo si gioca nell'universo tutto intero. Come diceva Padre Larre «è sufficiente non contrariare il movimento universale e circondarsi di tutte le influenze favorevoli e, ancora, non opporsi a ciò che ci aspetta, perché ciò che può influenzare i nostri percorsi lavora spontaneamente alla realizzazione di ciò che noi dobbiamo divenire. Grazie al suo cuore l'uomo partecipa, per-

sonalmente, a questa realizzazione. La sede del governo della vita è il proprio cuore. Il cuore ha sempre ragione; quando si intestardisce a volere avere ragione, ha una sua ragione che la ragione non conosce. Il Cielo che è sopra l'uomo è in realtà al cuore del cuore dell'uomo. Questo è l'insegnamento più certo, più costante che la civiltà cinese può trasmettere al mondo»[279].

Note

1. *Dictionnaire Ricci de caractères chinois*, Instituts Ricci (Parigi-Taipei) et Desclée de Brouwer, Parigi, 1999 e *Grand dictionnaire Ricci de la langue chinoise*, Association Ricci et Desclée de Brouwer, Parigi, 2001.

2. L. Wieger *Caractères chinois*, Hien-hien, 1932.

3. M. Granet *Il pensiero cinese*, Adelphi, Milano, 1971, p. 28 e segg.

4. La parola simbolo nel suo significato etimologico significa 'portare all'unità', esattamente come *diabolos* significa 'dividere'. *Symbolon* deriva dal greco e ha come primo significato 'segno di riconoscimento': quando due persone si allontanavano prendevano un oggetto e lo dividevano in due parti; quando si fossero rincontrate, loro o i loro parenti o i loro discendenti, avrebbero potuto riconoscersi, ricomponendo le due parti e portando l'oggetto in unità. Nell'ambito religioso era considerato *symbolon* un fenomeno normale nel quale un sacerdote o un indovino leggeva un segno divino; così nel tempo il simbolo ha assunto il significato di collegare il visibile all'invisibile. *Cfr.* N. Spineto *I Simboli nella storia dell'uomo*, Jaca Book, Milano 2002, p. 63 e segg.

5. C. Larre *Alle radici della civiltà cinese*, cap. 'La lingua', Jaca Book, Milano, 2005, pp. 103-134.

6. I riti sacrificali rivolti agli antenati per domandare l'intercessione nei confronti della divinità suprema erano collegati ai riti per la divinazione che non consisteva tanto nel cercare di conoscere l'inconosciuto o di sapere il futuro, ma di chiedere il volere della divinità e nell'adeguarvisi. Le domande oracolari venivano scritte su ossa di animali e poi sul bronzo e sono la prima testimonianza della lingua cinese scritta.

7. M. Eliade *Immagini e simboli*, Jaca Book, Milano, 1980, p. 17. *Si veda* anche M. Eliade *Trattato di storia delle religioni*, Boringhieri, Torino, 1972, pp. 452-474. C. Jacq *Il messaggio iniziatico delle cattedrali*, cap. 'Il Simbolo', Mondadori, Milano, 2000, pp. 28-42; G. Durand 'L'uomo religioso e i suoi simboli', in J. Ries (a cura di) *Trattato di antropologia del sacro*, vol. 1, Jaca Book, Milano, 1989.

8. J. Schatz, C. Larre, E. Rochat de la Vallée *Elementi di Medicina Tradizionale Cinese*, cap. 'Riflessioni sulla lingua cinese', Jaca Book, Milano, 1987.

9. Per la nozione di soffio *si veda* alle pp. 91-94.

10. «La teoria quantica ha rivelato che le particelle atomiche non sono granuli di materia isolata, ma dei tipi di probabilità, delle relazioni in un tessuto cosmico indissociabile. La teoria della relatività ha mostrato che l'attività della materia è l'essenza stessa della sua esistenza. L'esistenza della materia e quella delle sue attività non possono essere dissociate: non sono che i diversi aspetti della stessa realtà spazio-temporale» (F. Capra *Il Tao della fisica*, Adelphi, Milano, 1985, p. 35).

11. Lo *yin* e lo *yang* sono due modalità opposte e complementari secondo cui si esprime la realtà; sono delle categorie grazie alle quali si possono classificare e definire tutti i fenomeni; sono un criterio per osservare il cosmo e l'uomo. Sono quindi concetti astratti e non sostanze concrete. Quando il Sole rischiara una parte di una montagna, questo versante è *yang*, quando il Sole cambia posizione nel cielo, lo stesso versante passa in ombra e diviene *yin*. Nulla è cambiato della montagna se non il suo aspetto e questo per il movimento del Sole. *Yin* e *yang* sono quindi una doppia modalità che permette di cogliere il mutamento in seno all'Universo. Le nozioni *yin* e *yang* furono sistematicamente impiegate a partire dal IV secolo a.C. dagli astronomi di corte per l'osservazione dell'universo, cercando di formulare leggi per una scienza interpretativa della realtà. L'ideogramma *yang*, rappresentando il versante soleggiato, designa per analogia la luminosità, il giorno, il cielo, la luce, il Sole, il fuoco, il calore, l'estate, il mezzogiorno, il Sud. È *yang* tutto ciò che è associato all'idea di iniziativa, di movimento, di attività. L'ideogramma *yin*, rappresentando il versante in ombra, designa per analogia l'oscurità, la notte, la terra, il buio, la Luna, l'acqua, la terra, il freddo, l'inverno, la mezzanotte, il Nord. È *yin* tutto ciò che è riferibile all'idea di riposo e di inattività.

12. Questa differenza tra la cultura cinese come cultura del Tre e la cultura occidentale come cultura del Due è stata sviluppata da François Cheng, eminente studioso francese, cinese di origine e oggi membro dell'Accademie française, in una interessantissima conferenza sul Vuoto mediano, tenutasi a Milano presso il Centre Culturel français il 28.11.2005.

13. *Si veda* più avanti alle pp. 31 e segg. *Cfr.* F. Berera, A. Franchini, E. Minelli *Shen, l'unità psiche-soma*, in AA.VV. *Fondamenti di agopuntura e Medicina Cinese*, C.E.A., Milano, 2006.

14. *Cfr.* P. Pancheri *Medicina Psicosomatica*, in *Enciclopedia Medica Italiana*, vol. 12, Firenze, USES, 1985, col. 1886.

15. Questo stesso carattere è presente come radicale nel termine *xing* che significa movimenti, *wu xing*, i Cinque movimenti della cultura cinese. In esso sono rappresentati in effetti le quattro regioni dello spazio, corrispondenti ai punti cardinali e il centro, che è il quinto elemento.

16. *Cfr.* M. Kaltenmark *Lao Tseu et le Taoïsme*, Seuil, Parigi, 1965.

17. Ad esempio, in Egitto, «un altro simbolismo sacro era costituito da impronte

di piedi impresse sul suolo dei templi. Queste impronte evocavano sia la presenza divina, sia il fedele che procedeva seguendo il suo dio» (J. Ries *Il senso del sacro nelle culture e nelle religioni*, Jaca Book, Milano, 2006, p. 25).

18. Il carattere su ossa poteva essere scritto anche in altri modi, ma aveva sempre una valenza strettamente religiosa. *Cfr.* Y. Raguin *Leçons sur le Taoïsme*, Institut Ricci, Taipei, 1989.

19. La parola angolo ha un significato particolare in molte lingue antiche. *Cfr.* R. Guénon *El-Arkân*, in 'Etudes Traditionelles', agosto 1946.

20. Lo stesso simbolismo è stato ripreso nel cristianesimo, con Cristo che è la pietra d'angolo e nella tradizione islamica con il Profeta al centro e i primi quattro apostoli agli angoli.

21. Per un approfondimento sui testi classici *si veda* C. Larre *Alle radici della civiltà cinese*, cit., pp. 135-172.

22. Lo *Hanshu* è la *Storia degli Han anteriori* (206 a.C.-8 d.C.), composta sotto gli Han posteriori (25-220 d.C.) da Ban Biao, Ban Gu, che è l'autore principale, e Ban Cao, sorella di Ban Gu.

23. Lao Tseu *Tao Te King, Il Libro della Via e della Virtù commentato da Claude Larre*, Jaca Book, Milano, 1993, cap. 1.

24. «L'appellativo ha un carattere più esterno, pubblico. Si osserva un uomo nella società, secondo ciò che appare lo si chiama. La denominazione onorifica fissa definitivamente la realtà di colui al quale la si dà: è il nome postumo, la ragione sociale di un esercizio» (*Tao Te King*, cit., commento al cap. 25, p. 79).

25. *Tao Te King*, cit., cap. 25.

26. *Cfr.* Y. Raguin *Leçons sur le Taoïsme*, cit.

27. *Varvrndi* in sanscrito significa coprire. *Cfr.* G. Dumézil *Ouranos-Varuna*, Parigi, 1934.

28. *Cfr.* J. Schatz, C. Larre, E. Rochat de la Vallée *Elementi di Medicina Tradizionale cinese*, cit., p. 61 e segg.

29. *Liji, Libro dei Riti.*

30. *Shijing, Il Libro delle Odi*, III, III, 6. Trad. fr. di Couvreur, p. 399.

31. *Ibid.*, III, I, 2, p. 323.

32. *Cfr.* C. Larre *Alle radici della civiltà cinese*, cit., pp. 35-44.

33. *Cfr.* Wieger *Caractères chinois,* cit., Lezione etimologica 107 B. Lo strumento sarebbe un *rhyton.*

34. *Cfr.* J. Schatz, C. Larre, E. Rochat de la Vallée *Elementi di Medicina Tradizionale cinese*, cit., p. 62.

35. *I King, Il Libro dei Mutamenti*, a cura di R. Wilhem, Astrolabio, Roma, 1950, p. 75. Nell'antica Tradizione cinese, nel Classico *Yijing, Il Libro delle*

Mutazioni, la Terra è rappresentata dal trigramma *Kun*, il Ricettivo. È formato da tre linee spezzate che designano lo *yin* ed è il secondo esagramma dell'*Yijing*, dopo *Chien*, il Creativo, il Cielo, designato da tre linee intere, , che designano lo *yang*.

36. *Cfr*. E. Minelli *Le Cinque vie dell'Agopuntura*, Gemma Editco, Verona, 1999, p. 207 e segg.

37. *Tao Te King*, cit., cap. 5.

38. Si pensi all'Albero della Vita della tradizione ebraica, all'Albero della Felicità della tradizione musulmana.

39. *Suwen,* cap. 25, trad. fr. di Husson.

40. *Cfr*. *Les Grands traités du Huainanzi,* trad. dal cinese al francese di C. Larre, I. Robinet, E. Rochat de la Vallée, Cerf, Parigi, 1993, p. 81.

41. Per la nozione di Ming Tang *si veda* a p. 113.

42. Per un approfondimento di questo argomento *si veda* E. Rochat de la Vallée *Symphonie Corporelle*, Fascicule de l'Institut Ricci, Parigi, 1987.

43. *Cfr*. M. Eliade *Trattato di storia delle religioni*, cit., p. 114 e segg.

44. L'etimologia della parola persona deriva dal latino e significa 'ciò attraverso cui passa il suono'. Si riferisce alla maschera indossata dagli attori nei teatri dell'antichità greco-romana. La persona aveva quindi un 'ruolo', che per lo più era prevedibile e quindi anche controllabile. Per trovare la sua vera personalità l'uomo deve spogliarsi dei ruoli e chiedersi chi ci sia dietro la maschera.

45. *Cfr.* E. Rochat de la Vallée *Symphonie Corporelle*, cit., p. 57 e segg.

46. Il primo trattato di medicina cinese giunto a noi in una forma completa è il *Huangdi Neijing, Classico dell'interno dell'Imperatore Giallo.* Gli studiosi pensano che sia stato scritto a più mani nel periodo degli Stati Combattenti (476-221 a.C.).

47. «Ahimè, dunque c'è pure a casa di Ade una psiche e una parvenza, ma non c'è dentro la mente» (*Iliade*, XXIII, vv. 103-104).

48. G. Reale *Corpo, anima e salute. Il concetto di uomo da Omero a Platone*, Cortina, Milano, 1999, p. 57 e il cap. 4 'La psiche in Omero'.

49. G. Reale *Orfismo e presocratici naturalisti*, Bompiani, Milano, 2004.

50. E. Dodds *I Greci e l'irrazionale*, La Nuova Italia, Firenze, 1959.

51. *Apologia di Socrate*, 30 B.

52. G. Reale, *Corpo, anima e salute. Il concetto di uomo da Omero a Platone*, cit., p. 193. *Si veda* anche R.B. Onians *Le origini del pensiero europeo*, Adelphi, Milano, 1998.

53. *Cfr.* F. Berera, A. Franchini, E. Minelli *Shen, l'unità psiche-soma*, cit., p. 166.

54. L'antico pittogramma raffigura due mani che tendevano una corda 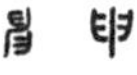

申 e simboleggiavano l'alternanza *yin/yang* e quindi tutte le forze della natura.

55. Zhang Jiebin *Leijing, Compilazione sistematica del Classico dell'Interno.* Tra i commentari più importanti del *Neijing* vi è quello di Zhang Jiebin (1563-1640), medico, taoista convinto, che riprese tutto il *Neijing*, con l'intento di evidenziare e risolvere i problemi clinici.

56. F. Berera *La teoria degli Shen. La medicina cinese tra spiriti e psiche*, in 'I fogli di Oriss', n. 13/14, dicembre 2000.

57. Zhang Jiebin *Leijing*.

58. *Cfr.* C. Larre, E. Rochat de la Vallée *I simboli cinesi di vita e di morte*, Jaca Book, Milano, 2004.

59. Nel capitolo ottavo del *Lingshu*, uno dei Classici di medicina, si dice che «coloro che seguono fedelmente gli *Shen* nel loro 'andare e venire' sono gli *Hun*». *Cfr. Lingshu*, cap. 8. *Cfr.* C. Larre, E. Rochat de la Vallée *Dal 'Huangdi Neijing Lingshu': la psiche nella tradizione cinese*, Milano, Jaca Book, 1994, p. 41 e segg.

60. *Cfr.* C. Larre *Lo spirito della cultura cinese*, Jaca Book, Milano, 2007, cap. 'La sensibilità'.

61. Per la spiegazione di questa teoria *si veda* a pp. 139-142.

62. C. Larre, E. Rochat de la Vallée *Dal Huangdi Neijing Lingshu: la psiche nella tradizione cinese*, cit., p. 49 e segg.

63. *Lingshu*, cap. 8.

64. G. Reale *Socrate*, Rizzoli, Milano 2000.

65. Platone *Fedro*, 229 D.

66. Platone *Alcibiade maggiore*, 129 A.

67. *Ibid.*, 131 E.

68. Platone *Apologia di Socrate*, 29 C-30 D.

69. *Ibidem.*

70. Dalai Lama con H.C. Cutler, *L'arte della felicità*, Mondadori, Milano, 2000, p. 36 e segg.

71. G. Reale *Corpo, anima e salute*, cit., pp. 311-327.

72. Eschilo *Agamennone*, v. 176 e segg.

73. I Cinque Classici sono opere scritte prima di Confucio (551-479 a.C.) e da lui riviste; hanno sempre avuto un valore sacro per i Cinesi che le ritengono di ispirazione celeste. Raccolgono la tradizione orale più antica riguardante le origini della storia cinese, gli insegnamenti sapienziali, le forme letterarie, la cosmologia, i riti. Essi sono: *Shujing, Il Libro della Storia*; *Shijing, Il Libro delle Odi*; *Liji, Il Libro dei Riti*; *Yijing, Il Libro delle Mutazioni*; *Chunqiu, Cronache delle Primavere e degli Autunni.* *Cfr.* C. Larre *Alle radici della civiltà ci-*

nese, cit., pp. 135- 172; J Jernet *Le monde chinois*, cit., p. 82 e segg; A. Cheng *Histoire de la pensée chinoise*, Seuil, Parigi, 1997, p. 80 e segg.

74. *I King. Il Libro dei mutamenti*, cit., p. 309.

75. *Cfr.* Dalai Lama con H.C. Cutler *La ricerca della felicità*, cit., p. 174 e segg.

76. *Cfr.* M. Eliade *La prova del labirinto*, Jaca Book, Milano, 2002.

77. *Cfr.* M. Eliade *Storia delle credenze e delle idee religiose*, Sansoni, Milano, 1979. In particolare, 'Creta: grotte sacre, labirinti, dee', p. 147 e segg. A. De Souzenelle *La presenza del verbo nel mito greco*, Servitium, Gorle, 2002.

78. *Tao Te King*, cit., cap. 65.

79. Per i concetti di *yin* e *yang si veda* la nota 11.

80. Altri termini usati per indicare il cambiamento sono il carattere *bian* (Ricci 9054) spesso associato a *hua* (Ricci 4896). In medicina, li ritroviamo congiunti per indicare il cambiamento radicale di una situazione o l'aggravarsi di un processo patologico. *Bian* designa pure la trasformazione graduale e continua in un processo interiore, simboleggiato dalla trasformazione alchemica di una sostanza in elisir (pure *bian*).

81. J. Gernet *Sur la notion de changement*, in *L'Intelligence de la Chine*, Gallimard, Parigi, 1994, p. 324.

82. *Xici, Grande Commentario, A 5.*

83. *Xunzi*, cap. 8.

84. *Tao Te King*, cit., cap. 23.

85. *Shangjun shu, Il Libro del principe Shang*, cap. 1.

86. *Tao Te King*, cit., cap. 64.

87. *Ibid.*, cap. 52.

88. *Cfr.* Y. Raguin *La source*, Desclée de Brouwer, Parigi, 1988, p. 30.

89. M. Eliade *Lo sciamanesimo e le tecniche arcaiche dell'estasi,* Edizioni Mediterranee, Roma, 1974, p. 192 e segg.

90. *Huainanzi*, cap. 17.

91. Sul concetto di Centro *si veda* M. Eliade, *Il mito dell'eterno ritorno*, Borla, Roma, 1968, cap. I; M. Eliade *Trattato di storia delle religioni*, cit., cap. X.

92. *L'Invariabile Centro*, trad. in S. Couvreur *Les Quatres Livres*, Cathasia, Parigi, 1949.

93. *Cfr.* A. Cheng *Histoire de la pensée chinoise*, cit., p. 172.

94. Commento di Zhu Xi (1130-1200), primo e grande teorico del neoconfucianesimo, allo *Zhongyong, Invariabile Centro.*

95. *Cfr.* L. Wieger, *Caractères chinois*, cit., lezione etimologica 109, p. 260.

96. *Cfr. Tao Te King*, cit., cap. 5.

97. Il termine greco *ambrosia* ha la stessa radice.

98. *Lingshu*, cap. 71.

99. *Suwen*, cap. 8. *Cfr. Huangdi Neijing Suwen, Le domande semplici dell'Imperatore Giallo*, a cura di C. Larre, E. Rochat de la Vallée, Jaca Book, Milano, 1994, p. 258.

100. *Lingshu*, cap. 8. *Cfr.* C. Larre, E. Rochat de la Vallée *Dal Hungdi Neijing Lingshu. La psiche nella tradizione cinese*, cit., p. 71 e segg.

101. *Ibid.*, p. 127.

102. *Guanzi*, cap. 37, 'L'Arte del cuore'.

103. *Mencio*, VI, A-2.

104. *Ibid.*, VII, A-1.

105. Questo concetto, sviluppato anche dai Padri della Chiesa, è molto vivo nella teologia ortodossa. *Si veda*, per esempio, P. Evdokimov *La donna e la salvezza del mondo*, Jaca Book, Milano, 1979.

106. *Zuangzhi*, cap. 19.

107. *Cfr.* Y. Raguin *Leçons sur le bouddhisme*, Taipei, 1989, p. 44 e segg.

108. *Cfr.* C. Larre *Alle radici della civiltà cinese*, cit., cap. 'Il Cielo e Il Sovrano'.

109. *Cfr.* M. Granet, *Il pensiero cinese*, cit., p. 304.

110. Per una trattazione completa del *Ming men si veda* E. Minelli *Le Cinque vie dell'agopuntura*, cit., pp. 153 e 191 e segg.

111. *Cfr.* J. Schatz, C. Larre, E. Rochat de la Vallée *Elementi di Medicina Tradizionale Cinese*, cit.; Y. Mollard, M. Maiola *L'uomo prima della nascita*, Jaca Book, Milano, 1996.

112. Il Cielo anteriore è l'insieme delle energie che preesistono al concepimento dell'individuo e che, ricevute al momento del concepimento, perdurano per tutta la vita, con una graduale e fisiologica riduzione che condiziona la durata della vita. Sono le energie cosmiche, le energie dell'ambiente e le energie ereditarie, trasmesse dai genitori al concepimento. Fanno parte del Cielo anteriore le energie *yuan* e *jing*.

113. *Huainnazi*, cap. 7.

114. Il Cielo posteriore è insieme delle energie che si formano dopo il concepimento e che sono il frutto dell'incontro delle energie innate con le energie che derivano dalla respirazione e dalla nutrizione. Hanno il compito di ricostituire l'organismo per tutto il tempo della durata della vita. Le principali energie del Cielo posteriore sono l'energia *zong*, l'energia *ying*, l'energia *wei*.

115. *Cfr.* M. Granet *Il pensiero cinese*, cit., p. 31 e segg.

116. *Cfr.* A. de Souzenelle *Giobbe sulla via della luce*, Servitium, Gorle, 2003,

p. 27. Questo concetto è spiegato in molte opere di questa autrice come ne *Il femminile dell'essere*, Servitium, Sotto il Monte, 1999 e *Nel cuore del corpo la parola*, Servitium, Sotto il Monte, 2004.

117. Sui concetti filosofici legati a *ming*, luce, *si veda Dictionnaire Ricci de caractères chinois*, cit., Parigi, 1999, tomo 2°, p. 1351.

118. Per il concetto di Santo nella cultura cinese antica *si veda* C. Larre, F. Berera *La filosofia della Medicina Tradizionale Cinese*, Jaca Book, Milano, 1997 e più avanti a pp. 172-184.

119. *Liji, Libro dei Riti*, cap. 17. Trad. di S. Couvreur *Mémoires sur les bienséances et les cérémonies*, Cathasia, Parigi, 1949, vol. 2, p. 71.

120. *Dictionnaire Ricci de caractères chinois*, cit., p. 2213.

121. Il messaggio buddhista è fondato sulle Quattro Verità sante predicate dal Buddha per cui tutto è dolore ed è il desiderio che causa il dolore; per sopprimere il dolore, occorre sopprimere il desiderio. Con una costante purificazione del nostro atteggiamento verso le persone e le cose possiamo liberarci dalla sete dei piaceri dei sensi, la sete dell'esistenza. Solo ponendo fine all'ingranaggio del desiderio cessa di prodursi il ciclo delle rinascite (*samsara*). L'uomo deve imparare a vivere rimanendo sempre meno attaccato alle persone e agli oggetti. Questo distacco deve venire dalla considerazione che essere sottomessi al *samsara* è doloroso. A partire dal desiderio del *nirvana* l'uomo può incominciare a eliminare gli altri desideri e alla fine deve giungere all'estinzione anche di questo. *Cfr.* P. Magnin *Bouddhisme*, in *Grand dictionnaire Ricci de la langue chinoise*, cit., Dossiers, p. 65 e segg. Y. Raguin *Leçons sur le bouddhisme*, cit..

122. *Cfr.* Commento di C. Larre al cap. 37 del *Tao Te King*, cit., p. 103.

123. Dai Zhen *Yuanshan, L'Origine del bene.* Dai Zhen (1724-1777) è un filosofo che riprende e studia il pensiero di Mencio.

124. *Xunzi*, cap. 19. «Per i confuciani i Riti (*li*) sono i riti religiosi, le cerimonie civili, la buona creanza, ciò che vi è di 'cerimonioso' tra due individui che si parlano, conoscendo bene il posto di ognuno nella società. Sono il buon comportamento, le buone maniere, la buona educazione. Ma in senso etico, i riti sono le osservanze, gli obblighi, i doveri, i divieti, i tabù. In una prospettiva più ampia, più sociale, il rito è l'ordine sociale, la legge dei rapporti sociali, le abitudini, i costumi. Infine, da un punto di vista più legalista e rituale, sono l'aspetto normativo di tutto ciò che abbiamo detto» (C. Larre *Alle radici della civiltà cinese*, cit., p. 148 e segg.).

125. *Iliade*, 20, 128.

126. *Cfr.* M. Eliade *Trattato di storia delle religioni*, cit., p. 80 e segg. G. Dumézil *Jupiter, Mars, Quirinus*, Parigi, 1941.

127. *Cfr.* M. Eliade *Immagini e simboli*, cit., p. 104 e segg.

128. Per questo argomento *si veda* più avanti a p. 135 e segg.

129. *Zhuangzi*, cap. 7.

130. *Ibid.*, cap. 6.

131. *Ibid.*, cap. 7.

132. *Huainanzi*, cap. 11.

133. *Cfr.* P. Demiéville *Le miroir spirituel*, in *Choix d'études bouddhiques (1929-1970)*, Brill, Leida, 1973. Lo specchio aiuterebbe a non vedere le cose dal punto di vista dell'Io, ma dal punto di vista delle cose stesse, rispettando così la loro verità: soggetto e oggetto non sono che uno, la stessa cosa. L'Io è abolito e non fa ostacolo alla percezione corretta delle cose.

134. *Tao Te King*, cit., cap. 16.

135. *Ibid.*, cap. 33.

136. *Lingshu*, cap. 71; *Suwen*, cap. 15.

137. *Lingshu*, cap. 8.

138. *Neijing Suwen Taisu*, opera scritta da Yang Shangshang, medico imperiale del VII secolo.

139. *Cfr.* Fong Yeou-Lan *Précis d'histoire de la philosophie chinoise*, Le Mail, Aix-en-Provence, 1985, pp. 57-67; M. Granet *Il pensiero cinese*, cit., pp. 413-435; A. Cheng *Histoire de la pensée chinoise*, cit., pp. 54-85; J. Gernet *Le monde chinois*, cit., pp. 81-96.

140. *Mencio*, VII, I, 16-17. Trad. di Couvreur, p. 578.

141. *I Dialoghi di Confucio, Entretiens de Confucius*, trad. dal cinese al francese di A. Cheng. Éditions du Seuil, Parigi, 1981, II, 4.

142. *Ibid.*, VI, 28.

143. *Ibid.*, XIV, 45.

144. Molto interessante a questo proposito quanto dice Fong Yeou Lan a riguardo della diversità tra civiltà greca e cinese. I Greci, che raggiunsero la prosperità grazie ai commerci, si riunivano in città. Per questa ragione la forza di organizzazione sociale, che fu loro propria, non aveva per base l'interesse della famiglia, ma quello della città. Così i Greci «organizzarono la loro società attorno allo Stato-città, molto differente dal sistema sociale cinese che si potrebbe chiamare di Stato-famiglia. In uno Stato-città l'organizzazione sociale non è autocratica, poiché non c'è nessuna ragione morale perché, nella stessa classe di cittadini, uno sia più importante di un altro. Ma nello Stato-famiglia l'organizzazione sociale è autocratica e gerarchica come avviene nella famiglia dove l'autorità del padre, naturalmente, è superiore a quella del figlio» (Fong Yeou-Lan *Précis d'histoire de la philosophie chinoise*, cit., p. 45).

145. *I Dialoghi di Confucio*, XII, 19.

146. «Negli affari del mondo l'uomo di bene non ha un atteggiamento rigido di rifiuto o di accettazione. Il Giusto è la sua regola» (*I Dialoghi di Confucio,* IV, 10).

147. *Ibid.*, VII, 29.

148. «Il *qi* è detto *yang*; esso trae questa denominazione dal vento rapido del Cielo/Terra» (*Suwen*, cap. 5).

149. *Mencio*, cap. II A 2.

150. Il pensiero cosmologico fu elaborato a partire dal IV sec. a.C. all'Accademia Jixia di Qi, Stato che si trova nella Cina del Nord.

151. I primi resoconti del padri gesuiti nei secoli XVII e XVIII traducono *qi* come spiriti vitali. Nel secolo scorso, per il successo del magnetismo di Mesmer, si è parlato di *qi* come di una corrente elettrica. Il Padre Couvreur, uno dei più importanti studiosi della cultura cinese, vissuto a cavallo tra '800 e '900, ha attribuito al termine *qi* vari significati a seconda del contesto: aria atmosferica, vapore, gas, fluido, vigore, energia, temperamento, forza fisica, principio intellettivo. I vari studiosi di oggi hanno parlato di soffio (Maspero, Demiéville), potenza di vita (Granet), *pneuma* (Needham) e molti hanno mosso una critica severa alla traduzione, oggi comunemente usata, di energia. Claude Larre ad esempio sostiene: «Per facilitare la comprensione dell'agopuntura allo spirito occidentale, in Europa la nozione di Soffi è stata abbandonata molto presto a favore della nozione, ritenuta forse più chiara, di energia. Facendo ciò, molti testi sono diventati oscuri, si sono moltiplicati i falsi problemi, accumulate spiegazioni forzate e oziose, considerevolmente ristretto il campo dell'agopuntura e, per finire, si è sostituita una visione dell'uomo con una specie di fisica della vita corporale» (J. Schatz, C. Larre, E. Rochat de la Vallée *Elementi di agopuntura*, cit., p. 58 e segg.). Anche Unschuld afferma: «A livello di singoli concetti una delle distorsioni più comunemente incontrate è risultata dai tentativi di impiegare il concetto di 'energia' per illustrare alcune nozioni tradizionali cinesi di fisiologia, patologia ed eziologia. Storicamente tuttavia persino il concetto cinese di *qi* non mostra somiglianza con il concetto occidentale di energia, non sapendo se questo concetto sia stato preso dalle scienze fisiche o dall'uso colloquiale» (P. Unschuld *Medicine in China. A History of Ideas*, University of California Press, Berkeley, 1985, p. 5).

152. *Zhuangzi*, cap. 22.

153. Il polso 'cinese' si prende, essenzialmente, come il polso detto 'occidentale' all'altezza dell'arteria radiale. Il polso radiale viene apprezzato per conoscere le caratteristiche quantitative (frequenza e regolarità del ritmo) e gli aspetti qualitativi (forza, pienezza, ampiezza) dei soffi. La relazione tra stato del polso e stagione è uno dei grandi insegnamenti della medicina cinese. Spesso la modificazione del polso precede la manifestazione clinica della malattia, per cui prendere i

polsi è il modo migliore non solo per intervenire su malattie già in atto, ma anche per correggere stati energetici di squilibrio che, se non curati prontamente, possono indurre la malattia. Dall'esame del polso il medico può capire se la malattia è da freddo o da calore, se è in superficie o in profondità, se è da insufficienza o da eccesso.

154. *Cfr.* E. Minelli *Le Cinque vie dell'agopuntura*, cit., p. 22.

155. I punti *shu* sono chiamati antichi perché, oltre a essere già citati nel *Neijing*, nell'antichità costituivano probabilmente la base della pratica terapeutica con agopuntura. La loro importanza deriva dal fatto che la loro azione, secondo la teoria delle corrispondenze, può estendersi a tutto il corpo ovvero a tutta la realtà anatomica ed energetica in rapporto con un determinato Movimento (*Cfr. Ibid.*, pp. 469 e segg.).

156. *Suwen*, cap. 56.

157. *Cfr.* F. Berera *La teoria degli Shen. La medicina cinese tra spiriti e psiche*, cit.

158. QING - Ricci 2117: emozione, sentimento, passione, desiderio. In medicina: sentimenti, disposizioni intime, emozioni. Posso perturbare e denaturare il buon funzionamento dei cinque organi.

159. *Suwen*, cap. 39. Questo brano verrà analizzato in seguito, parlando di ciascuna passione.

160. Per la nozione di Cinque movimenti *si veda* a p. 139 e segg.

161. Occorre precisare che il concetto di organo (*zang*) della medicina cinese è molto più ampio del nostro e si avvicina al concetto di sistema. Il sistema organo, infatti, comprende oltre all'organo occidentale, classicamente inteso, altre strutture quali un meridiano, un organo di senso, un tessuto, un orifizio, tutti collegati e connessi tra loro da alcune caratteristiche energetiche ben definite e precise secondo la teoria dei Cinque movimenti. *Si veda* la tabella alle pagg. 140-141.

162. 7 C *Shen men*, Porta dello *Shen*; 23 Rn *Shen feng*, Sigillo dello *Shen*; 25 Rn *Shencang*, Custode dello *Shen*; 42 V *Po hu*, Porta dei *Po*; 44 V *Shen tang*, Tempio dello *Shen*; 47 V *Hun men*, Porta degli *Hun*; 49 V *Yi she*, Dimora del pensiero; 52 V *Zhi shi*, Camera del volere; 11 DM *Tao Shen*, Via dello *Shen*; 12 DM *Shen zu*, Colonna dello *Shen*; 24 DM *Shen Ting*, Tempio dello *Shen*; 8 RM *Shen que*, Palazzo degli *Shen*. Il punto d'elezione per trattare tutti i disordini della psiche e della mente è il 13 VB *Ben Shen*, Radicamento agli *Shen*; esso è usato per trattare la radice di questo tipo di malattie. *Ben Shen* è anche il titolo del capitolo ottavo del *Lingshu* che tratta questo argomento.

163. *Cfr.* E. Minelli con E. Degiacomo, C. Schiantarelli *Agopuntura clinica*, Red Edizioni, Milano, 2002, pp. 455-461.

164. C. Larre, E. Rochat de la Vallée, (a cura di) *Huangdi Neijing Suwen, Le*

domande semplici dell'Imperatore Giallo, cit., cap. 8, p. 261.

165. *Ibid.*, p. 262.

166. *Lingshu*, cap. 8.

167. D. Goleman *Lavorare con l'intelligenza emotiva*, Rizzoli, Milano, 1999. R.J. Davidson *Dysfunction in the Neural Circuitry of Emotion Regulation*, in 'Science', 289 (2000), pp. 591-94. P. Ekman *Gripped by emotion*, WH Freeman and Company, New York, 2002.

168. *Cfr. Suwen*, capp. 8 e 9.

169. *Huainanzi*, cap. 1.

170. *Tao Te King*, cit., cap. 23.

171. U. Galimberti *Le cose dell'amore*, Feltrinelli, Milano, 2004, p. 22.

172. *Ibidem.*

173. In *xi* una mano batte la pelle di un tamburo e una bocca lascia erompere canti di gioia; in *le* un grande tamburo su un piedestallo è posto tra campane e litofoni.

174. *Lingshu*, cap. 8.

175. Ci sono due interpretazioni riguardo alla quinta stagione. La più antica dice che essa è il tempo che intercorre tra la fase *yang* dell'anno della primavera/estate e la fase *yin* dell'autunno/inverno; corrisponderebbe alla lunga estate o all'estate indiana che segue l'estate vera e propria. L'altra dice che la quinta stagione è composta dagli ultimi diciotto giorni di ogni stagione ed è il periodo di passaggio tra una stagione e l'altra.

176. *Cfr.* M. Granet *Il pensiero cinese*, cit., p. 77 e segg.

177. In medicina cinese la milza con lo stomaco hanno come compito precipuo quello di elaborare e trasformare gli alimenti. Per questo motivo alcuni studiosi hanno preferito tradurre il termine *Pi* con milza-pancreas. Tuttavia questa soluzione non è del tutto soddisfacente in quanto, per la medicina cinese, la milza ha anche la funzione di mantenere il sangue nei vasi e di mantenere *in situ* i vari organi.

178. *Si veda* a p. 39.

179. C. Larre, E. Rochat de la Vallée *Dal Huangdi Neijing Lingshu. La psiche nella tradizione cinese*, cit., p. 189.

180. *Lingshu*, cap. 8.

181. *Neijing Suwen Taisu.*

182. *Huainanzi*, cap. 8.

183. In medicina cinese si parla dell'organo-funzione polmone. A proposito delle differenze tra le due medicine sul concetto di organo *si vedano* la nota 161

e la nota 177.

184. Per la teoria dei Cinque movimenti *si veda* a p. 139 e segg.

185. *Lingshu*, cap. 8.

186. Cfr. E. Minelli *Le Cinque vie dell'agopuntura*, cit., p. 186 e segg.

187. *Lingshu*, cap. 8.

188. *Ibidem*.

189. *Ibidem*.

190. A. Scola *Uomo-donna. Il caso serio dell'amore*, Marietti, Milano, 2002, p. 48.

191. M. Granet *Il pensiero cinese*, cit., p. 382.

192. Per una trattazione esauriente sul *Taiji quan si veda* C. Despeux *Taiji quan, arte marziale e tecnica di lunga vita*, Mediterranee, Roma, 1993.

193. Sun Simiao *Qian Jin Yao Fang, Prescrizioni del valore di mille pezzi d'oro*, cap. 32.

194. Per una trattazione esauriente di tutte le pratiche di meditazione *si veda* I. Robinet *Meditazione taoista*, Ubaldini, Roma, 1984; C. Despeux *Taoisme et corps humain*, Guy Trédaniel, Parigi, 1994; C. Despeux *La moelle du phénix rouge. Santé et longue vie dans la Chine du XVI siècle*, Guy Trédaniel, Parigi, 1994.

195. Le pratiche di visualizzazione più conosciute sono contenute nel *Libro della Corte Gialla, Huang ting jing*, importante opera taoista la cui esistenza è già attestata nel IV secolo.

196. *Huang qi yang jing, Il Libro del Soffio giallo*, Citazione in I. Robinet *Meditazione taoista*, cit., cap. 'Il volo tra gli astri', p. 214 e segg.

197. *Tao Te King*, cit., cap. 10. Oltre che negli scritti esoterici, i viaggi mistici sono stati descritti anche dagli stessi filosofi taoisti come Zhuangzi o Liezi (*Zhuangzi*, cap. 1 e *Liezi*, cap. 3).

198. I. Robinet *Storia del taoismo*, Ubaldini, Roma, 1993, p. 69.

199. J. Cyrille, D. Javary *L'écrire étincelant*, in F. Verdier *L'unique trait de pinceau. Calligraphie, peinture et pensé chinoise*, Albin Michel, Parigi, 2001, pp. 4-11. A proposito della calligrafia *si veda* anche F. Cheng *Vide et plein. Le langage pictural chinois*, Seuil, Parigi, 1979, pp. 44-54.

200. F. Verdier *Passeggera del silenzio,* Ponte alle Grazie, Milano, 2004, p. 90 e segg.

201. *Cfr.* I. Robinet *Storia del taoismo*, cit., p. 48.

202. *Cfr.* Y. Raguin *Leçons sur le taoïsme*, cit., p. 13 e segg.

203. Con un grande lavoro interiore l'adepto taoista doveva affinare l'essenza e trasformarla in soffio nel campo di cinabro inferiore, situato nell'addome; affin-

are il soffio e trasformarlo in forza spirituale, nel campo di cinabro medio, situato nella zona del cuore; affinare la forza spirituale nel campo di cinabro superiore e, dopo aver dato vita all'embrione dell'immortalità, fare ritorno al Grande Uno.

204. *Tao Te King*, cit., cap. 16.

205. *Lingshu*, cap. 8.

206. *Cfr.* E. Minelli *Le cinque vie dell'agopuntura*, cit., p. 120.

207. *Suwen*, cap. 2.

208. *Ibid.*, cap. 1.

209. *Cfr.* E. Minelli *La dietetica nella Medicina Tradizionale Cinese*, Jaca Book, Milano, 1998; Cai Jingfeng *La Dietetica cinese*, Jaca Book, Milano, 1993.

210. I Classici di medicina sono tre. Il *Suwen o Domande Semplici* e il *Linghsu o Perno Spirituale* formano il *Huangdi Neijing, Il Classico dell'interno dell'Imperatore Giallo.* Il *Suwen* si presenta in forma dialogica tra l'Imperatore Huangdi e i suoi consiglieri. Illustra la fisiologia, la patologia, l'eziologia, la clinica del sapere medico antico. Il *Linghsu* tratta in modo più sistematico di agopuntura. *Shu* indica il cardine di una porta che si apre e si chiude per lasciar passare gli influssi celesti datori di vita. A queste opere viene aggiunto il *Nanjing, Classico delle difficoltà*, che chiarifica i punti oscuri delle prime due. Questi testi che compendiano tutto il sapere medico dell'antichità non possono essere datati con certezza. Si ritiene siano stati tramandati per secoli oralmente e redatti nel periodo degli Stati Combattenti (476-221 a.C.).

211. Il centro dell'anno viene definito 'Quinta stagione' (*si veda* la nota 175); il centro della giornata, che i cinesi fanno iniziare alle 3 del mattino, si situa alle 3 del pomeriggio in una posizione di mezzo tra il mezzogiorno e il tramonto.

212. *Suwen*, cap. 25.

213. *Lingshu*, cap. 79.

214. *Suwen*, cap. 64.

215. *Ibid.*, cap. 2.

216. *Ibidem.*

217. *Ibidem.*

218. *Suwen*, cap. 2, in C. Larre *La voie du Ciel*, Desclée de Brouwer, Parigi, 1987, p. 116.

219. I principali punti vento sono: 31 VB, *Feng shi*, Mercato del vento; 16 VG, *Feng fu*, Palazzo del vento; 20 VB, *Feng chi*, Stagno del vento; 17 TR, *Yi feng*, Schermo del vento; 12 V, *Feng men*, Porta del vento; 12 IT, *Bing feng*, Prendere il vento.

220. Gli *Hun*, come abbiamo visto, presiedono alla facoltà immaginativa, creativa e progettuale dell'uomo. *Si vedano* le pp. 35-37.

221. *Suwen,* cap. 9.

222. *Suwen,* cap. 2, in C. Larre *La voie du Ciel,* cit., p. 120.

223. Tutti gli organi e i visceri sono in relazione diretta o indiretta con la lingua, attraverso i rispettivi meridiani. In particolare, la punta della lingua è espressione dello stato del cuore e del polmone; la parte mediana è espressione dello stato della milza e dello stomaco; la radice è espressione dello stato dei reni; i bordi danno informazioni sullo stato del fegato e della vescica biliare.

224. *Suwen,* cap. 10.

225. *Si vedano* le pp. 34, 63 e segg.

226. Questa opera composita, redatta nel periodo degli Stati Combattenti (403-222 a.C.), fa riferimento a Guan Zhong, ministro del duca Huan di Qi (r. 685-643), personaggio leggendario che si dice essere stato il primo dei legisti, i teorici della dottrina che diede fondamento all'Impero Cinese nel 221 a.C.

227. *Cfr.* A. Rickett *Guanzi. Political, Economic and philosophical Essays from Early China,* Princeton University Press, Princeton, 1985.

228. *Huainanzi,* cap. 1.

229. *Cfr.* Commento di Claude Larre al cap. 4 del *Tao Te King,* cit., p. 35.

230. F. Cheng *Il Dialogo,* Servitium, Sotto il Monte, 2003, p. 85.

231. *Tao Te King,* cit., cap. 6.

232. *Zhuangzi,* cap. 32.

233. *Tao Te King,* cit., cap. 11.

234. *Cfr.* C. Larre, E. Rochat de la Vallée *Elementi di Medicina Tradizionale Cinese,* cit., p. 90 e segg.

235. *Tao Te King,* cit., cap. 3.

236. *Ibid.,* cap. 22.

237. C. Larre, E. Rochat de la Vallée *Zhuangzi. La conduite de la vie. De vide en vide,* Desclée de Brouwer, Parigi, 1995, p. 13.

238. Solo per fare alcune citazioni *si vedano Tao Te King,* cit., capp. 1, 16, 37; *Zhuangzi,* capp. 3, 7; *Huainanzi,* capp. 1, 7.

239. *Zhuangzi,* cap. 7.

240. *Huainanzi,* cap. 1. In *Les Grands traités du Huainanzi,* cit., p. 99.

241. *Zhuangzi,* cap. 17.

242. *Ibid.,* cap. 6.

243. *Tao Te King,* cit., cap. 56.

244. *Zhuangzi,* cap. 26.

245. *Cfr.* C. Larre, F. Berera *La filosofia della Medicina Tradizionale Cinese,* cit., p. 99 e segg.

246. *Tao Te King*, cit., cap. 37.

247. *Huainanzi*, cap. 9.

248. *Ibid.*, cap. 19.

249. *Cfr.* I. Robinet *Storia del taoismo*, cit., p. 39 e segg.

250. *Zhuangzi*, cap. 13.

251. *Ibid.*, cap. 7.

252. *Tao Te King*, cit., cap. 16.

253. C. Larre *La voie du Ciel*, cit., p. 13 e segg.

254. *Sakan* in germanico, *saklai* in ittita, *hagios* in greco, *sakrim* in osco, *saka* in islandese. *Cfr.* J. Ries *Il senso del sacro nelle culture e nelle religioni*, cit.

255. *Ibid.*, p. 11.

256. *Ibidem.*

257. F. Bonanomi *I numeri e l'ordine naturale delle cose*, Edizioni Macunix, Pamplona, 2005.

258. *Zhuangzi*, cap. 2.

259. *Tao Te King*, cit., cap. 7.

260. Li Ao (772-836) *Fuxing shu, Il Libro del ritorno alla natura profonda.*

261. *Huainanzi*, cap. 7. In *Les Grands traités du Huainanzi*, cit., p. 92.

262. Li Ao *Fuxing shu, Il Libro del ritorno alla natura profonda.*

263. *Zhuangzi*, cap. 25.

264. *Huainanzi*, cap. 1-20a, in *Les grands traités du Huainanzi*, cit., p. 64.

265. I. Robinet *Comprendre le Tao*, Albin Michel, Parigi, 2002, p.119.

266. I. Robinet *Storia del taoismo*, cit., p. 47.

267. *Huainanzi*, cap. 19-12b.

268. *Ibid.*, cap. 19-5a. Tutte le citazioni precedenti nel testo fanno riferimento a questo capitolo.

269. Il pensiero cosmologico cinese ha rappresentato lo Stato come un organismo naturale, in una concezione quasi medica del corpo politico. *Si veda* a p. 95 e segg.

270. *Huainanzi*, cap. 20-17b.

271. *Ibidem.*

272. *Ibid.*, cap. 19.

273. *Suwen*, cap. 1.

274. *Huainanzi*, cap. 1.

275. *Zhuangzi*, cap. 28.

276. C. Larre, E. Rochat de la Vallée *Zhuangzi. La conduite de la vie. De vide en vide*, cit., p. 95.

277. A. Cheng *Histoire de la pensée chinoise*, cit., p. 121. Per il brano del nuotatore *si veda* a p. 73.

278. *Zhuangzi*, cap. 7.

279. C. Larre *Trois racines dans un jardin*, La joie de lire, Ginevra, 2000, p. 114.

Bibliografia

Berera F. *La teoria degli Shen. La medicina cinese tra spiriti e psiche*, in 'I fogli di Oriss', n. 13/14, dicembre 2000.

Berera F., Franchini A., Minelli E. *Shen, l'unità psiche-soma*, in AA.VV. *Fondamenti di agopuntura e Medicina Cinese*, CEA, Milano, 2006.

Bonanomi F. *I numeri e l'ordine naturale delle cose,* Edizioni Macunix, Pamplona, 2005.

Capra F. *Il Tao della fisica,* Adelphi, Milano, 1985.

Cheng A. (a cura di) *Entretiens de Confucius*, Seuil, Parigi, 1981.

Cheng A. *Histoire de la pensée chinoise*, Seuil, Parigi, 1997.

Cheng F. *Il Dialogo*, Servitium, Sotto il Monte (BG), 2003.

Cheng F. *Vide et plein. Le langage pictural chinois,* Seuil, Parigi, 1979.

Couvreur S. *Les Quatres Livres*, Cathasia, Parigi, 1950.

Cyrille J., D. Javary *L'écrire étincelant*, in Verdier F., *L'unique trait de pinceau. Calligraphie, peinture et pensée chinoise,* Albin Michel, Parigi, 2001.

Dalai Lama con H.C. Cutler, *La ricerca della felicità,* Mondatori, Milano, 2000.

Despeux C. *Taiji quan arte marziale e tecnica di lunga vita,* Mediterranee, Roma, 1993.

Despeux C. *Taoisme et corps humain,* Guy Trédaniel, Parigi, 1994.

Dictionnaire Ricci de caractères chinois, Instituts Ricci (Parigi-Taipei) et Desclée de Brouwer, Parigi, 1999.

Durand G. *L'uomo religioso e i suoi simboli*, in J. Ries (a cura di) *Trattato di antropologia del sacro,* vol. 1, Jaca Book, Milano, 1989.

Ekman P. *Gripped by emotion,* WH Freeman and Company, New York, 2002.

Eliade M. *Immagini e simboli*, Jaca Book, Milano, 1984.

Eliade M. *Storia delle credenze e delle idee religiose,* Sansoni, Milano, 1979.
Eliade M. *Trattato di storia delle religioni,* Boringhieri, Torino, 1972.
Fong Yeou-Lan *Précis d'histoire de la philosophie chinoise,* Le Mail, Aix-en-Provence, 1985.
Gernet J. *Le monde chinois,* Armand Colin, Parigi, 1999.
Gernet J. *Sur la notion de changement,* in *L'Intelligence de la Chine,* Gallimard, Parigi, 1994.
Goleman D. *Lavorare con intelligenza emotiva,* Rizzoli, Milano,1999.
Grand dictionnaire Ricci de la langue chinoise, Association Ricci et Desclée de Brouwer, Parigi, 2001.
Granet M. *Il pensiero cinese,* Adelphi, Milano, 1971.
Kaltenmark M. *Lao Tseu et le Taoïsme,* Seuil, Parigi, 1965.
Lao Tseu *Tao Te King, Il Libro della Via e della Virtù commentato da Claude Larre,* Jaca Book, Milano, 1993.
Larre C. *Alle radici della civiltà cinese,* Jaca Book, Milano, 2005.
Larre C. *La voie du Ciel,* Desclée de Brouwer, Parigi, 1987.
Larre C. *Lo spirito della cultura cinese,* Jaca Book, Milano, 2007.
Larre C. *Trois racines dans un jardin,* La joie de lire, Ginevra, 2000.
Larre C., Berera F. *La filosofia della Medicina Tradizionale Cinese,* Jaca Book, Milano, 1997.
Larre C., Robinet I., Rochat de la Vallée E. *Les Grands traités du Huainanzi,* Cerf, Parigi, 1993.
Larre C., Rochat de la Vallée E. *I simboli cinesi di vita e di morte,* Jaca Book, Milano, 2004.
Larre C., Rochat de la Vallée E. (a cura di) *Huangdi Neijing Suwen, Le domande semplici dell'Imperatore Giallo,* Jaca Book, Milano, 1994.
Larre C., Rochat de la Vallée E. *Dal 'Huangdi Neijing Lingshu': la psiche nella tradizione cinese,* Jaca Book, Milano, 1994.
Larre C., Rochat de la Vallée E. *Zhuangzi. La conduite de la vie. De vide en vide,* Desclée de Brouwer, Parigi, 1995.
Minelli E. con Degiacomo E. e Schiantarelli C. *Agopuntura clinica,* Red Edizioni, Milano, 2002.
Minelli E. *La dietetica nella Medicina Tradizionale Cinese,* Jaca

Book, Milano, 1998.
Minelli E. *Le Cinque vie dell'Agopuntura*, Gemma Editco, Verona, 1999.
Needam J., Lu Gwei-Djen *Aghi celesti,* Einaudi, Torino, 1984.
Raguin Y. *Leçons sur le Bouddhisme*, Institut Ricci, Taipei, 1989.
Raguin Y. *Leçons sur le Taoïsme,* Institut Ricci, Taipei, 1989.
Reale G. *Corpo, anima e salute. Il concetto di uomo da Omero a Platone,* Cortina, Milano, 1999.
Reale G. *Socrate*, Rizzoli, Milano, 2000.
Rickett A. *Guanzi. Political, Economic and philosophical Essays from Early China,* Princeton University Press, Princeton, 1985.
Ries J. *Il senso del sacro nelle culture e nelle religioni,* Jaca Book, Milano, 2006.
Robinet I. *Comprendre le Tao*, Albin Michel, Parigi, 2002.
Robinet I. *Meditazione taoista,* Ubaldini, Roma, 1984,
Robinet I. *Storia del taoismo,* Ubaldini, Roma, 1993.
Rochat de la Vallée E. *Symphonie Corporelle*, Fascicule de l'Institut Ricci, Parigi, 1987.
Schatz J., Larre C., Rochat de la Vallée E. *Elementi di Medicina Tradizionale Cinese*, Jaca Book, Milano, 1987.
Spineto N. *I Simboli nella storia dell'uomo*, Jaca Book, Milano, 2002.
Unschuld P. *Medicine in China. A History of Ideas,* University of California Press, Berkeley,1985.
Wieger L. *Caractères chinois,* Hien-hien, 1932.
Wilhelm R. (a cura di) *I King, Il Libro dei Mutamenti*, Astrolabio, Roma, 1950.

Indice

5 Prefazione
di Emilio Minelli

7 Introduzione

11 **L'originalità del pensiero cinese**

11 L'uomo cosmico della filosofia cinese

15 La cosmologia antica
Il *Dao* 15; Il Cielo-*Tian* 20; La Terra-*Di* 22; L'Uomo *Ren* tra Cielo e Terra 25; Il simbolismo Cielo/Terra nella cultura cinese 27

28 L'uomo: persona *shen* a partire dai suoi *Shen*
La teoria degli *Shen* 30; La visione occidentale del rapporto psiche-soma 31; Gli *Shen*-Spiriti 33; Gli *Hun* e i *Po* 35; Il Proposito-*Yi*, e il Volere-*Zhi* 39.

41 **La ricerca della felicità**

44 Vivere la vita come un'arte marziale
Dare significato alla Sofferenza-*Tong* 44; Lottare abbracciando le Prove-*Nan* 48; Imparare a lasciar fluire la vita: il Cambiamento-*Yi* 51.

56 Il viaggio al cuore di se stessi
La ricerca del proprio Centro-*Zhong* 57; Lo spazio sacro del Cuore-*Xin* 62; Il passaggio dal cuore alla Natura-*Xing* 66; Compiere il proprio Destino-*Ming* 69

73 Avere il coraggio di divenire ciò che siamo
Il Desiderio, *Yu*, dinamica della vita 73; La libertà del Distacco-*Jie* 77; Valorizzare le proprie Radici-*Ken*, *Ben* 81; La realizzazione della propria Umanità-*Ren* 84

89 **La ricerca della salute**

89 Perché una ricerca

91 L'uomo tra salute e malattia
Il *qi*, un costituente essenziale del corpo 91; Energia corretta ed Energia perversa-*Zheng qi* e *Xie qi* 95; La dialettica Salute/Malattia-*Ping/Bing* 98

100 Emozioni, salute e malattia
Le Sette passioni *Qi Qing* della medicina cinese 104; Collera-*Nu* 106; Gioia e Allegria-*Le Xi* 109; Pensieri e Preoccupazioni-*Si Lü* 112; Tristezza e depressione-*Bei Chou* 117; Paura e spavento-*Kong Ju* 121

126 Le tecniche per la ricerca e il mantenimento della salute

133 **La ricerca della Lunga Vita**

133 Il concetto di Lunga Vita

136 Vivere la prevenzione
Lunga Vita-*Chang Sheng* 136

139 Adattarsi alle quattro stagioni *Si qi tiao shen da lun*
La primavera-*Chun* 144; L'estate-*Xia* 150

160 L'Arte del Vuoto del cuore-*Xi xu shu*
Il concetto di Vuoto 162; Vuoto-*Chong* 164; Vuoto-*Xu* 165; Nutrire il proprio cuore: *yang xing* 166; Il triplice Vuoto: *wu yu*, *wu zhi*, *wu wei* 167

172 Il Santo nella cultura cinese
Il Santo-*Zhen Ren* 172; Il cammino ascetico 175; L'agire del Santo 178; Il Santo e la ricerca della Lunga Vita 181; Il Santo, uomo libero che compie il suo destino 182

185 **Note**

202 **Bibliografia**

NOTE

NOTE

NOTE

Made in United States
Troutdale, OR
11/03/2026

56845266R00116